1 感染症と微生物の知識

医療施設で問題となりやすい感染症／症状で疑う感染症と診断・治療の流れ

2 感染対策

標準予防策／環境整備／感染経路別対策／感染経路に応じた感染症発生時の対応

3 洗浄・消毒・滅菌の基本

洗浄・消毒・滅菌／内視鏡の適正管理／器材の処理方法／ME機器の清潔管理／単回使用器材の管理／滅菌物の管理

4 デバイス管理

血管内留置カテーテル感染症／末梢静脈カテーテルの感染対策／中心静脈カテーテルの感染対策／透析カテーテルの感染対策／人工呼吸器関連肺炎（VAP）の感染対策／尿道留置カテーテルの感染対策／appendix

5 周術期管理

手術部位感染／術前の感染対策／術中の感染対策／術後の感染対策

6 職業感染対策

職業感染対策／結核曝露／血液・体液曝露（針刺し・切創,皮膚粘膜曝露）／ウイルス曝露（麻疹, 風疹, 流行性耳下腺炎, 水痘, インフルエンザ）

Pocket Navi

感染対策
ポケットナビ

中山書店

■監修
矢野邦夫　　（浜松医療センター副院長・感染症内科長）

■編集
大友陽子　　（東京女子医科大学病院感染対策部看護副部長　感染管理認定看護師）

渡邉都貴子　（岡山大学病院看護部・感染制御部感染管理師長　感染管理認定看護師）

■執筆者（50音順）
■医師
矢野邦夫　　（浜松医療センター）

■看護師
大友陽子　　（東京女子医科大学病院　感染管理認定看護師）

小野和代　　（東京医科歯科大学医学部附属病院　感染管理認定看護師）

菅原えりさ　（東京医療保健大学大学院　感染管理認定看護師）

谷村久美　　（NTT東日本関東病院　感染管理認定看護師）

萬井美貴子　（日本看護協会神戸研修センター　感染管理認定看護師）

渡邉都貴子　（岡山大学病院　感染管理認定看護師）

薬剤の使用に際しては，添付文章を参照のうえ，十分に配慮してご使用下さいますようお願いいたします．

序　文

　感染対策を実際に行っていると，「今，自分が実行している，もしくは，実行しようとしている感染対策は本当に正しいのであろうか？」「もっと，適切な感染対策があるのではいだろうか？」などと思い悩むことがあります．感染対策を実行するためのナビゲーションを求めたくなる場面に遭遇することがあるのです．

　また，最近の感染対策の大きな変化によって，数年前まで当然のように行われていたことが，適切な対応ではなかったなどということをよく経験します．これは新しいエビデンスの出現によって，感染対策が進化した結果なのです．このため，感染対策を実施するときには，それが最新かつ適切なものなのかについても確認したくなるのです．

　こういった状況を踏まえて，適切な感染対策の情報を容易に獲得でき，適切な方向へナビゲートしてくれる本として『感染対策ポケットナビ』が作成されました．本書はICT（Infection Control Team；感染対策チーム）が常にポケットに入れて携帯し，臨床現場で必要に応じ参考にすることを目的として作成されたものです．また，感染対策に造詣の深い専門家がさまざまな切り口によって感染対策を解説するとともに，実際に役立つ対策を記述した書籍でもあります．

　本書によって，各医療施設における感染対策が大きく向上することを期待するとともに，ICTの座右の書になることを希望します．最後に，このような企画を提示していただいた中山書店の佐藤武子氏および島田陽子氏に心から感謝の意を表します．

平成26年1月吉日

矢野邦夫

CONTENTS

執筆者一覧……………………………………………………………………… ii
序文……………………………………………………………………………… iii

1. 感染症と微生物の知識

- 医療施設で問題となる微生物・感染症……………………………… 2
  - インフルエンザウイルス……………………………………………… 2
  - ノロウイルス…………………………………………………………… 3
  - RSウイルス …………………………………………………………… 4
  - 麻疹……………………………………………………………………… 5
  - 水痘……………………………………………………………………… 6
  - 帯状疱疹………………………………………………………………… 7
  - 多剤耐性菌……………………………………………………………… 8
  - 結核菌…………………………………………………………………… 14
  - 百日咳…………………………………………………………………… 17
  - クロストリジウム・ディフィシル…………………………………… 19
  - 疥癬……………………………………………………………………… 20
- 症状で疑う感染症と診断・治療のポイント………………………… 22
  - 発熱……………………………………………………………………… 22
  - 下痢・嘔吐……………………………………………………………… 25
  - 咳嗽……………………………………………………………………… 27
  - 発疹……………………………………………………………………… 29
- 発生時の病棟内の対応／治療終了までの流れ……………………… 30
  - インフルエンザ………………………………………………………… 30
  - ノロウイルス胃腸炎…………………………………………………… 32
  - 麻疹……………………………………………………………………… 33

- 水痘……………………………………………… 34
- 帯状疱疹………………………………………… 35
- MRSA …………………………………………… 36
- VRE・MDRP・MDRA ………………………… 37
- 結核……………………………………………… 38
- 百日咳…………………………………………… 40
- クロストリジウム・ディフィシル感染症…………… 41
- 疥癬……………………………………………… 43

2. 感染対策の基礎知識

- 標準予防策……………………………………… 46
- 環境整備………………………………………… 50
- 感染経路別対策………………………………… 56
- 感染経路からみた感染症発生時の対応……………… 59
  - 入院患者に結核が発生………………………… 59
  - 入院患者に麻疹が発生………………………… 60
  - 入院患者にインフルエンザが発生…………… 61
  - 入院患者に感染性胃腸炎が発生……………… 62
  - 入院患者にクロストリジウム・ディフィシル腸炎が発生
    ……………………………………………………… 63
  - 入院患者に疥癬が発生………………………… 64
  - 入院患者から多剤耐性緑膿菌を検出………… 65

3. 洗浄・消毒・滅菌の基本

- 洗浄・消毒・滅菌……………………………… 68
- 内視鏡の適正管理……………………………… 78
- 器材の処理方法………………………………… 83

v

- ME機器の清潔管理 … 88
- 単回使用器材の管理 … 91
- 滅菌物の管理 … 93

4. デバイス管理
- 血管内留置カテーテル感染症 … 96
- 末梢静脈カテーテルの感染対策 … 99
- 中心静脈カテーテルの感染対策 … 101
- 透析カテーテルの感染対策 … 103
- 人工呼吸器関連肺炎（VAP）の感染対策 … 104
- 尿道留置カテーテルの感染対策 … 114
- appendix … 124
  - サーベイランスの方法—血管内留置カテーテル感染症 … 124
  - 肺炎のフローダイアグラム … 128
  - 肺炎のフローダイアグラム 幼児・小児用 … 130
  - 尿路感染（UTI）の判定基準 … 131

5. 周術期管理
- 手術部位感染 … 136
- 術前の感染対策 … 137
- 術中の感染対策 … 140
- 術後の感染対策 … 146

6. 職業感染対策
- 職業感染対策 … 150
- 結核曝露 … 151

- 血液・体液曝露（針刺し・切創，皮膚粘膜曝露）…………154
- ウイルス曝露（麻疹，風疹，流行性耳下腺炎，水痘，インフルエンザ）……………………………………………………159

索引……………………………………………………………163

1章
感染症と微生物の知識

医療施設で問題となる微生物・感染症
インフルエンザウイルス

概要
- インフルエンザウイルスはA型，B型，C型の3種類に大別される．A型はヒトのみならず，トリなどの動物にも感染し，新型インフルエンザやトリインフルエンザなどの問題をつくりあげている．B型やC型ではそのような問題は発生しない．

発症機序・症状
- インフルエンザウイルスの潜伏期は1～4日（平均2日）である．症状は風邪に似た無熱の呼吸器症状から，呼吸器症状のほとんどない全身症状までさまざまである．若年者では頸部のリンパ節が軽く腫れることがある．
- インフルエンザ症状は2～8日かけて，ゆっくりと改善する．しかし，1週間以上も症状が継続する患者や，虚弱感や倦怠感が数週間も続く患者もいる．乳幼児，高齢者，免疫不全患者，重症の心臓疾患患者や肺疾患患者などでは，肺炎を合併することがある．まれではあるが，筋炎や脳炎などがみられることもある．

感染性
- インフルエンザは発熱や悪寒などの全身症状を示すが，ウイルスは気道でしか増殖しない．飛沫には大量のウイルスが含まれており，その量はインフルエンザ発症後24～48時間でピークに達する．
- インフルエンザウイルスの感染経路は主に飛沫感染であるが，接触感染によっても伝播しうる．平滑な表面では24～48時間，紙や衣類のような粗い表面では8～12時間生き延び，これらの表面からヒトの手に伝播する．そして，ウイルスで汚染した手によって，他の人に伝播することがある．
- インフルエンザウイルスの空気感染も示唆されているが，この経路は飛沫感染や接触感染ほど重要ではない．
- インフルエンザに罹患した人が感染力を示す期間は，成人では発症の1日前から発症後約5日であり，発症後の3日間が最も感染力が強い．一方，小児では10日以上も感染性を示すことがあり，重症の免疫不全患者では数週間～数か月もウイルスを排出し続けることがある．

> **ココがポイント！** インフルエンザの感染性は成人では発症の1日前から発症後約5日までみられるが，小児では10日以上も感染性を示すことがある．

医療施設で問題となる微生物・感染症
ノロウイルス

概要
- ノロウイルスは米国オハイオ州ノーウォークの小学校で集団発生した急性胃腸炎の便から検出されたことに由来して「ノーウォークウイルス」とよばれていた．また，電子顕微鏡で観察される形態に由来して「小型球形ウイルス」ともよばれていた．しかし，2002年の夏，国際ウイルス命名委員会により「ノロウイルス」という正式名称が決定され，世界で統一されて用いられるようになった．
- ノロウイルスは少なくとも5つの遺伝子グループ（GⅠ～GⅤ）に分かれており，ヒトノロウイルスはGⅠ，GⅡ，GⅣに属している．ウシやマウスでGⅢとGⅤ，ブタでGⅡが見つかり，GⅣがイヌの下痢の原因として最近発見されている．
- これらのグループはさらに複数の遺伝子型に分類され，GⅠには少なくとも8つの遺伝子型，GⅡには21の遺伝子型がある．2001年以降では，GⅡ.4が世界中のウイルス胃腸炎の集団感染のほとんどを引き起こしている．
- 日本ではノロウイルスは12～3月をピークにして大流行し，すべての年齢で急性胃腸炎を引き起こす．潜伏期は12～48時間であり，急に発症する．

発症機序・症状
- ノロウイルス胃腸炎の症状は吐き気，嘔吐，下痢であり，腹痛がみられることもある．さらに，微熱，悪寒，頭痛，筋肉痛，倦怠感を訴える人もいる．
- ノロウイルス胃腸炎は，症状は激しいものの，健常者の場合，治療せずとも1～3日後には回復する．しかし，幼児や高齢者，入院患者では，症状が4～6日続くことがあり，重症化することもある．新生児での壊死性小腸結腸炎や免疫抑制患者における慢性下痢も報告されている．

感染性
- ノロウイルス感染者では最大30％（多くても30％まで）が無症状である．無症状の感染者もウイルスを排出しているが，有症者よりはウイルス量が少ない．ノロウイルスは主に便に排出されるが，嘔吐物にみられることもある．
- ノロウイルスは，感染後4週間は便から検出されるが，排出のピークは感染後2～5日である．この頃は便1g当たり約1,000億個のウイルス量となる．わずか18個のウイルスで感染するため，伝播を容易にする理由となっている．

ココがポイント！ ノロウイルスは主に便に排出されるが，嘔吐物にみられることもある．

医療施設で問題となる微生物・感染症
RSウイルス

概要
- RSウイルス（respiratory syncytial virus：RSV）は，上気道感染症（感冒など）および下気道感染症（細気管支炎や肺炎など）を引き起こす．1歳以下では，RSVは細気管支炎の最も重要な原因病原体となっており，ほとんどすべての人は2歳になるまでにRSVに感染する．
- 乳幼児がRSVに生まれて初めて曝露すると，その25〜40%が細気管支炎または肺炎の症状を呈し，0.5〜2%が入院を必要とする．RSV感染症で入院する乳幼児のほとんどが生後6か月未満である．

発症機序・症状
- RSVに感染した乳幼児は感染後4〜6日で，鼻汁や食欲低下を伴い発症する．その1〜3日後から咳，くしゃみ，発熱がみられるようになる．生後半年以下の乳児では，興奮，活動低下，呼吸苦が唯一の症状のことがある．
- ほとんどの患者（入院を必要とした患者を含めて）が1〜2週間ほどで完全に回復する．しかし，回復しても，乳児や免疫が低下している幼児ではウイルスを1〜3週間も排出し続ける．
- どの年齢であってもRSVに感染しうるが，年齢が進んでからの感染では重症度が低くなる．

注意! 高齢者，慢性の心臓疾患または肺疾患がある成人，基礎疾患や治療によって免疫が低下している成人は，RSVに再感染すると重症化する危険性が高い．

診断と治療
- RSVでは呼吸器検体を用いた抗原迅速診断キットが利用でき，その感度は80〜90%である．抗原迅速診断キットは乳幼児では信頼できるものの，それ以上の年齢では信頼度は低くなる．
- ハイリスクの乳幼児には重症RSV感染症を防ぐために，抗RSウイルスヒト化モノクローナル抗体であるパリビズマブ（シナジス®）が利用できる．この薬剤は重症RSV感染症への増悪を防ぐことはできるが，すでに重症RSV感染症に罹患してしまった乳幼児を治癒または治療することはできない．また，RSVに感染することを防ぐこともできない．

> **ココがポイント！** 幼児はRSウイルスに感染した場合の重症度が高い．成人であっても，高齢者，心臓・肺疾患，免疫低下などに該当すれば重症となりうる．

■医療施設で問題となる微生物・感染症
麻疹

概要
- 麻疹は感染力がきわめて強い発疹性ウイルス感染症である．
- ウイルスは呼吸器粘膜や結膜から侵入し，局所で増殖する．そして，その領域のリンパ系組織に広がり，血流を介して全身に拡散していく．

発症機序・症状
- 臨床経過は10日（8～10日）の潜伏期の後に「カタル期」「発疹期」「回復期」と進んでいく．
- 「カタル期」：38℃前後の熱が2～4日間続き，上気道炎症状（咳嗽，鼻汁，くしゃみ）と結膜炎症状（結膜充血，眼脂，羞明）がみられる．幼児では下痢，腹痛を伴うことが多い．コプリック斑が発疹出現の1～2日前に出現し，発疹出現後2日目までに消失する．コプリック斑は臼歯の頬側の紅斑性背景の上の白色隆起であり，頬や唇の粘膜全体を覆うこともある．
- 「発疹期」：二峰目の発熱とともに，耳後部，頸部，前額部より発疹が出現する．発疹が出現した翌日には顔面，体幹部，上腕に拡大し，2日後には遠心性に拡大し四肢末端にまで及ぶ．発疹が体幹下部や四肢に拡大する頃には，顔面では癒合していることが多い．発疹が全身に広がるまで39.5℃以上の熱が3～4日間続き，カタル症状は一層強くなる．
- 「回復期」：解熱し全身状態が改善してくる．発疹は出現順で退色するが，色素沈着がみられる．わずかの糠様落屑がみられることもある．この頃にカタル症状も軽快してくる．
- 中耳炎や下痢の合併がよくみられるが，重症気管支肺炎や脳炎を合併することもある．その死亡率は先進国では1,000症例あたり約2人，開発途上国では150人以上である．

感染性
- 麻疹は，感染者と感受性のある人が密接に接触しているときの飛沫感染によって伝播するが，空気感染によっても感染する．麻疹は感染性がきわめて強いにもかかわらず，前徴期には他の疾患として誤診されていることが多い．
- 麻疹ウイルスは鼻咽頭から排出される．ウイルスの排出は「カタル期」から始まり，発疹がみられてから3～4日目まで続く．第5発疹日以後（発疹の色素沈着以後）の排出はない．感染力は「カタル期」が最も強い．
- 免疫不全患者が感染すると長期間ウイルスを排出する．

> **ココがポイント！** 麻疹は感染性がきわめて強いにもかかわらず，前徴期には他の疾患に誤診されることが多い．

医療施設で問題となる微生物・感染症
水痘

概要
- 水痘は感染力の強い発疹性ウイルス感染症である．原因ウイルスは水痘-帯状疱疹ウイルス（varicella-zoster virus：VZV）である．
- 水痘の潜伏期間は14〜16日であるが，この日数には幅がある（10〜21日の範囲）．免疫不全患者では潜伏期間が短くなることがある．
- 水痘に曝露してから免疫グロブリンが投与された場合には潜伏期間は長くなる可能性がある（曝露後28日まで）．

発症機序・症状
- 成人では発疹が出現する1〜2日前から発熱と全身倦怠感がみられることがあるが，小児では発疹が初発症状であることが一般的である．
- 発疹は全身性で掻痒を伴い，紅斑，丘疹を経て短時間で水疱となり，痂皮化する．通常は最初に頭皮，次いで体幹，四肢に出現するが，体幹で最も多く発疹がみられる．新しい発疹が数日にわたり次々と出現するので，急性期には紅斑，丘疹，水疱，痂皮のそれぞれの段階の発疹が混在する．
- 発疹は，鼻咽頭，気道，腟などの粘膜にも出現することがある．小児では倦怠感，掻痒感，38℃前後の発熱が2〜3日間続く程度であるが，成人では重症になることがあり，合併症を起こす頻度も高い．
- 水痘抗体をもたない母親から生まれた未熟児，28週以内に生まれた新生児および1,000g以下の新生児（母親の水痘感受性の有無にかかわらない），免疫不全患者，妊婦が水痘に罹患した場合には重症化することがあり，二次合併症をきたす危険性が高い．

感染性
- 感染者の感染性は発疹発現の1〜2日前から始まり，すべての病変が痂皮化したとき（通常は発疹発現後4〜7日）に終わる．
- 水痘の潜伏期に抗がん剤治療を受けた患者でみられることのある進行性水痘（新しい病変が7日を超えて発現するなど）では，もっと長期に感染性がみられる．これは免疫抑制によって，ウイルスの増殖が持続していると考えられている．

> **ココがポイント！** 水痘の感染性はすべての病変が痂皮化したとき（通常は発疹発現後4〜7日）に終わる．

■医療施設で問題となる微生物・感染症
帯状疱疹

概要
- 水痘-帯状疱疹ウイルス（VZV）は，初感染して水痘を発症するが，水痘が治癒しても知覚神経の神経節に潜伏感染し，再活性化すれば帯状疱疹を引き起こす．帯状疱疹は1つまたは2つの感覚神経根の皮節分布に有通性の水疱を呈する．
- 一般人の約15〜30%が生涯に帯状疱疹を経験するが，この割合は平均余命の増加にしたがって増えていくと推測されている．
- VZVの潜伏を制御するメカニズムについては十分には理解されていないが，帯状疱疹の危険因子には「年齢」「免疫抑制」「子宮内または小児早期（生後18か月未満）での水痘の初感染」がある．

発症機序・症状
- 帯状疱疹で最も多い合併症は，（特に高齢者では）ヘルペス後神経痛であり，これは帯状疱疹が消失した後でも数週間〜数か月間，疼痛が続き，患者を衰弱させる．帯状疱疹では生命を脅かす合併症が発生しうる．また，失明することもある眼神経ヘルペスを合併することもある．
- 帯状疱疹の重症型は播種性帯状疱疹であり，全身の皮膚の発疹および神経系，肺，肝臓，膵臓を巻き込んだ合併症である．肺炎，内臓への波及は免疫不全の患者のみにみられる．

感染性
- 帯状疱疹の病変部には高濃度のVZVが含まれており，空気感染して感受性のある場合に水痘を引き起こすことがある．
- 帯状疱疹の感染力は水痘ほどではないが，それでも帯状疱疹の患者の同居家族が抗体を保持していないと15.5%が水痘を発症する（水痘の患者の同居家族では71.5%である）．
- 免疫抑制患者（化学療法，ステロイド投与，がん，HIV〈human immunodeficiency virus；ヒト免疫不全ウイルス〉感染など）が帯状疱疹を合併した場合，水痘は帯状疱疹の病変部だけでなく，広範囲（3分節以上もしくは全身性）に広がることがある．これを播種性帯状疱疹という．
- 播種性帯状疱疹が内臓に播種すると，肺炎，肝炎，播種性血管内凝固症候群を呈し，重篤な状態となる．水疱が気道に波及すれば，気道粘膜でもウイルスが増殖するため，通常の帯状疱疹よりも空気感染する危険性が高くなる．

ココがポイント！ 帯状疱疹は空気感染を引き起こすことがある．

医療施設で問題となる微生物・感染症
多剤耐性菌

- 多剤耐性菌にはさまざまなものがある．MRSA (methicillin-resistant *Staphylococcus aureus*；メチシリン耐性黄色ブドウ球菌) は現在も多くの医療施設を悩ませている多剤耐性菌であり，バンコマイシン耐性腸球菌 (vancomycin resistant *enterococcus*：VRE)，多剤耐性緑膿菌 (multiple drug resistant *Pseudomonas aeruginosa*：MDRP)，多剤耐性アシネトバクター (multiple drug resistant *Acinetobacter*：MDRA) は，医療施設においてアウトブレイクを引き起こしている．
- これらの病原体は健常者では何ら問題を起こさないが，抵抗力の低下している患者では重篤な感染症を呈することがある．
- 以下，特に問題となっている多剤耐性菌について解説する．

●メチシリン耐性黄色ブドウ球菌（MRSA）

概要
- MRSAは，メチシリンに代表されるβラクタム系抗菌薬への耐性を獲得した黄色ブドウ球菌であり，オキサシリン (oxacillin：MPIPC) のMIC (minimum inhibitory concentration；最小阻止濃度) が4μg/mL以上（CLSI〈Clinical and Laboratory Standards Institute；米国臨床検査標準協議会〉の基準）のものをいう．
- オキサシリンはメチシリンの代わりにMRSAの検査用に頻用されている抗菌薬である．
- MRSAはメチシリンのみに耐性ではなく，多くの抗菌薬に耐性を獲得している．MRSAには院内感染型と市中感染型がある．

■院内感染型MRSA
- 院内感染型MRSAは日本では1980年代の後半より，各地の医療施設で問題となり始め，現在は臨床分離される黄色ブドウ球菌の約半数がMRSAとなっている．
- 院内感染型MRSAに感染している患者のほとんどが何ら症状を呈さない保菌者であるが，術後や免疫力が低下した患者では手術部位感染や肺炎などの重篤な感染症を発症する

> **ココがポイント！** MRSAには院内感染型と市中感染型がある．前者は免疫力が低下した患者で感染症を発症する．後者はリスクファクターのない人において発症する．

概要

ことがある．

■市中感染型MRSA

- 1990年代以降になると，健康な成人や小児において市中感染型MRSAによる感染症が報告されるようになった．このMRSAは市中に存在している黄色ブドウ球菌が院内感染型MRSAとは異なる経緯でmecA耐性遺伝子を獲得して出現したものと推測されている．

発症機序・治療

- 市中感染型MRSAは，院内感染型MRSAとは臨床的，疫学的，細菌学的に異なっており，MRSA感染症のリスクファクター（手術や透析など）のない場合においても発症する．
- 皮膚・軟部組織感染が最も多いが，壊死性肺炎，壊死性筋膜炎，重症骨髄炎などの重症侵襲性感染症もみられる．死亡率の高い敗血症も小児および成人にて報告されている．

■治療

- 院内感染型MRSAは，バンコマイシン塩酸塩やダプトマイシンなどの抗MRSA薬以外には感受性を示さないが，市中感染型MRSAはミノサイクリン塩酸塩やニューキノロンなどにも感受性を示すことがある．

●バンコマイシン耐性腸球菌（VRE）

概要

■腸球菌

- 腸球菌はヒトや動物の消化管，会陰，腟に生息しており，糞便から検出されるグラム陽性球菌である．
- 腸内細菌叢を構成する菌であり，病原性は低く，健常者で感染症を引き起こすことはほとんどない．しかし，抗がん治療を受けている患者や術後の患者のような易感染患者では，尿路感染，創部感染，敗血症を引き起こすことがある．

■バンコマイシン耐性腸球菌（VRE）

- バンコマイシン塩酸塩は腸球菌に対して有効な抗菌薬であるが，これに耐性の腸球菌をVREという．
- 日常的にみられる腸球菌のバンコマイシン塩酸塩のMICは，通常1μg/mL以下であるが，VREはMICが32μg/mL以上のものをいう．

ココがポイント！ VREの病原性は低く，健常者では感染症を引き起こすことはない．しかし，易感染患者では創部感染などを引き起こすことがある．

発症機序・治療

- VREの誕生には家畜飼料が大きく関連している．家畜の肥育促進のためにアボパルシン（バンコマイシン塩酸塩に似た構造）を飼料に添加していたところ，これに耐性の腸球菌が発生した．この腸球菌はバンコマイシン塩酸塩にも耐性を示しており，家畜の腸管内で増殖し，それが食肉に含まれて人々が食べることによって拡散していった．
- 腸球菌は感染すれば必ず何らかの感染症を引き起こすということはない．これはVREについても同様である．したがって，VREが検出された患者においては，感染症を発症しているのか，単なる保菌なのかの鑑別がきわめて重要である．

注意! 感染症を発症していなければ，抗菌薬治療の必要はない．

- VREとして施設内感染で問題となるのは*vanA*または*vanB*遺伝子をもつ腸球菌である．*vanC*遺伝子をもつ腸球菌は，重篤な感染症を引き起こすことはないので，施設内感染対策の対象にはならない．

■治療

- VREが*Enterococcus faecalis*の場合は，アンピシリン水和物（ビクシリン®）が有効なことがあるが，*Enterococcus faecium*の場合は，リネゾリド（ザイボックス®）もしくはキヌプリスチン・ダルホプリスチン配合（シナシッド®）が必要となる．

●多剤耐性緑膿菌（MDRP）

概要

■緑膿菌

- 緑膿菌は，水，土壌，植物などに生息している．医療施設内では流し台，水道の蛇口，病室の花瓶，トイレの便器などに住み着いている．
- 緑膿菌は，栄養環境が不十分であっても容易に生育する．

■多剤耐性緑膿菌（MDRP）

- 緑膿菌はもともとさまざまな抗菌薬に耐性を示しているが，カルバペネム系，アミノグリコシド系，キノロン系の抗菌薬には感受性がある．そのため，緑膿菌感染症の患者にはこれらの抗菌薬が用いられている．しかし，これらすべての抗菌薬に耐性を示す緑膿菌が現れ，それをMDRPという．
- MDRPの定義は「イミペネム・シラスタチンナトリウム配合≧16μg/mL，かつ，アミカシン硫酸塩≧32μg/mL，かつ，シプロフロキサシン≧4μg/mL」である．

> **これはダメ！** MDRPが検出されたということだけで抗菌薬治療をしてはならない．

10　1 感染症と微生物の知識

発症機序・治療

- 緑膿菌は健常者の腸管にも存在するが，何ら病原性をもたない弱毒菌である．しかし，免疫力が低下したり，手術を受けたりすると，手術部位感染を引き起こしたり，敗血症を呈したりする．

注意! 緑膿菌はエンドトキシンを産生するので，ショックや多臓器不全を引き起こし，死に至ることもある．慢性気道感染症や尿路感染ではバイオフィルムをつくって定着するので治療に難渋する．

■治療

- MDRPが検出されても，それが感染症の原因菌であるとは断定できない．通常無菌である血液から検出された場合は原因菌と判断できるが，喀痰から検出された場合は単なる保菌の場合がある．

注意! 保菌の場合は抗菌薬治療は必要ない．

- 患者がMDRPによる感染症を発症しており，抗菌薬による治療が必要であると判断した場合は，相乗効果のある抗菌薬を組み合わせて用いる．コリスチンメタンスルホン酸ナトリウムを用いて治療することもある．

●多剤耐性アシネトバクター（MDRA）

概要

■アシネトバクター

- アシネトバクターは土壌や河川水などに生息しているグラム陰性桿菌である．ヒトの皮膚などから検出されることはあるが，健常者において感染症を引き起こすことはない．

■多剤耐性アシネトバクター（MDRA）

- アシネトバクターはさまざまな抗菌薬に耐性であるが，カルバペネム系，アミノグリコシド系，キノロン系の抗菌薬には感受性がある．これらの抗菌薬にも耐性となった場合にMDRAという．
- MDRAの定義は「イミペネム・シラスタチンナトリウム配合$\geq 16\mu g/mL$，かつ，アミカシン硫酸塩$\geq 32\mu g/mL$，かつ，シプロフロキサシン$\geq 4\mu g/mL$」である．

発症機序・治療

- アシネトバクターは，入院患者において，喀痰，尿，創傷などから検出されることがあるものの，検出されたからといって必ず抗菌薬治療が必要ということはない．人工呼吸器関連肺炎や血流感染症などの感染症が確認された場合に治療を行う．

注意! ICUの重症患者は感染症を引き起こすことが多い．

> **ココがポイント!** MDRAは乾燥した環境でも数週間以上生存できる．これがアウトブレイクを引き起こす原因の一つである．

多剤耐性菌

発症機序・治療
- MDRAは乾燥した環境でも数週間以上生存できる．そのため，ヒトの皮膚や医療機器に付着しているMDRAが医療従事者の手などを通じて，患者間を伝播し，アウトブレイクが引き起こされることがある．
- MDRAによる感染症であると診断し，抗菌薬による治療を行う場合はスルバクタムの効果を期待して，アンピシリンナトリウム・スルバクタムナトリウム配合（ユナシン-S®）を用いるか，コリスチンメタンスルホン酸ナトリウムやチゲサイクリン（タイガシル®）による治療を行う．

●ペニシリン耐性肺炎球菌（PRSP）

概要

■肺炎球菌
- 肺炎球菌は，グラム陽性球菌であり，エアロゾルや吸い込みによって伝播し，鼻咽頭に保菌する．一度に複数の血清型を保菌することもある．
- 健常者の40〜50％が保菌しており，弱毒性の常在菌である．

■ペニシリン耐性肺炎球菌（PRSP）
- 2008年，CLSIは肺炎球菌のペニシリンに対する感受性の定義を変更し，「髄膜炎」と「髄膜炎以外の感染症」に分けてMICを設定した．
- PRSP（penicillin-resistant *Streptococcus pneumoniae*；ペニシリン耐性肺炎球菌）は，髄膜炎ではペニシリンのMICが0.12μg/mL以上，髄膜炎以外の感染症ではMICが8μg/mL以上のものをいう．

発症機序・治療
- 肺炎球菌性肺炎は，保菌者がもっている菌とは異なる血清型の菌を獲得することによって発症することが多い．この場合，吸い込んだ菌量が宿主の気道の防御システムを上回ったときに発症する．

■治療
- PRSPによる肺炎には，セフトリアキソン（ロセフィン®）もしくはセフォタキシム（セフォタックス®）を用いる．髄膜炎にはこれにバンコマイシン塩酸塩を加える．

●セラチア菌

概要
- セラチア菌は，水や土壌など湿潤した環境に広く存在するグラム陰性桿菌である．糞便の細菌叢の構成菌ではないので，ほとんどのセラチア感染症は外来菌に由来している．

> **ココがポイント！** 肺炎球菌のペニシリンに対するMICは「髄膜炎」と「髄膜炎以外の感染症」で異なる．

概要
- セラチア菌は医療従事者の手指を介して施設内に拡散することが多く,免疫不全患者にて病原性を示す.

発症機序・治療
- セラチア感染症には,菌血症,尿路感染,創部感染,肺炎(挿管や侵襲的処置の既往のあることが多い),骨髄炎,敗血症性関節炎,髄膜炎などがある.
- 骨髄炎や敗血症性関節炎は血行性拡散に引き続いて発生し,髄膜炎は脳神経外科手術後などで発生している.

■治療
- セラチア菌は多剤耐性菌であり,日和見病原体でもある.本菌が検出されたことですぐに治療する必要はないが,感染症が疑われる場合には適切な抗菌薬による治療を行う.
- セラチア菌は消毒薬などの悪条件でも生存できるので,消毒薬が集団感染の原因になることもある.
- *Serratia marcescens*は,臨床において検出されるセラチア属の9割以上を占めている.*Serratia marcescens*による感染症の治療のための第一選択薬はカルバペネム系であるが,感受性を確認しなければならない.

> **ココがポイント!** セラチア菌は消毒薬などの悪条件でも生存できるので,汚染した消毒薬が集団感染の原因になることもある.

医療施設で問題となる微生物・感染症
結核菌

概要
- 結核菌は空気感染するが，飛沫感染することはない．結核患者の気道から排出された結核菌を含んだ「飛沫核」が近くにいるヒトの気道に深く侵入し，肺胞内に達して感染する．たとえ，「飛沫」を吸い込んだとしても，気道の粘膜に付着して繊毛上皮のはたらきにより，喀痰として排出されてしまう．
- 肺胞に到達した結核菌は肺胞マクロファージのなかで増殖を始め，初感染病巣を形成する．さらに一部の菌は所属リンパ節に運ばれ，リンパ節病巣をつくる．このような経過のなかで，マクロファージによって結核菌の抗原提示を受けたTリンパ球が特異的に感作されて，結核免疫が成立する．感作Tリンパ球によって産生されたインターロイキンによって，活性化したマクロファージが結核菌の局在する病巣部分に集積する．その結果，類上皮細胞肉芽腫組織となって病巣は被包され，乾酪化して治癒する．

発症機序・症状
- 結核菌の毒力が強かったり，抵抗力の低い人（小児やAIDS〈acquired immuno-deficiency syndrome；後天性免疫不全症候群〉患者など）が感染したりすれば，結核を発症する可能性が高くなる．この場合は，肺門や頸部のリンパ節結核，結核性胸膜炎を発症する．また，リンパ血行性に結核菌が移行すると粟粒結核となり，さらに結核性髄膜炎に進展することがある．このように，結核菌に感染して，引き続き発病する結核を一次結核症（primary tuberculosis）とよぶ．
- 初感染からかなりの年数を経て，静菌化していた結核菌が再び増殖し，発症するのが二次結核症（secondary tuberculosis）である．
- 成人の結核のほとんどが二次結核症であり，感染から発症までの期間は数年から数十年に及ぶ．骨髄や腎臓などの肺外結核の病変は初感染時に血行性に散布された不顕性の病巣からの再燃によるものである．

感染性
- 結核患者すべてに感染性があるわけではない．感染性のある結核と感染性のない結核がある．例外を除けば，空気中に感染性飛沫核を飛ばすことができるのは，肺結核または喉頭結核の患者のみである．リンパ節結核や腸管結核などの肺外結核の患者には感染性はない．

感染性

注意! まれに，肺外結核がエアロゾルを産生するような医療処置（剖検，排膿している膿瘍の洗浄など）によって，結核菌の伝播を引き起こすことがある．

- 喀痰塗抹が陽性で，空洞のある肺結核の患者の喀痰内に生きている結核菌の濃度は，診断時は10^6〜10^7個/mLであるが，結核治療の最初の2日で10分の1に減少する．さらに，14〜21日までに100分の1に減少する．
- ほとんどの患者は標準治療（イソニアジド，リファンピシン，エタンブトール塩酸塩，ピラジナミドの投与など）を2日ほど受ければ，感染性は診断時の平均10％になり，14〜21日の治療後に感染性は治療前のレベルの平均1％未満となる．

その他

■**耐性結核**
- 抗結核薬が誤って使用されたり取り扱われたりすると，結核菌は耐性化して「耐性結核」となる．「患者が治療の全コースを完遂しない」「医療従事者が誤った抗結核薬，誤った薬剤量，誤った治療期間で処方した」「抗結核薬が常に供給できない」「抗結核薬の質が乏しい」などが耐性結核を誘導する要因である．
- 耐性結核のなかで，イソニアジドとリファンピシンの2剤に耐性の結核をMDR-TB（multi-drug resistant tuberculosis；多剤耐性結核）という．イソニアジドとリファンピシンは第1選択の抗結核薬であり，すべての結核患者に使用されている最も強力な抗結核薬である．

■**治療薬**
- MDR-TBは第2選択薬（アミカシン硫酸塩，カナマイシン硫酸塩）を用いることによって治療することができる．しかし，これらの薬剤は第1選択薬よりも副作用が強く，高価であり，有効性が乏しい．また，18〜24か月の治療を必要とするといった問題もある．
- 治療期間が長期化すれば，その経過のなかで薬剤服用の完遂率が低下し，さらなる耐性化を誘導する危険性がある．薬剤感受性結核での治癒率が95〜97％であるのに比較して，MDR-TBの治癒率は50〜60％しかない．
- 多剤耐性結核がさらに耐性化するとXDR-TB（extensively drug-resistant tuberculosis；超多剤耐性結核）となる．

ココがポイント！ 結核菌は空気感染しかしない．飛沫感染することはない．結核菌が肺胞内に達して感染する．

> **その他**
>
> XDR-TBは「イソニアジドとリファンピシンへの耐性」+「すべてのニューキノロン系への耐性」+「3種類の注射用第2選択薬(アミカシン硫酸塩,カナマイシン硫酸塩,カプレオマイシン)のうち少なくとも1剤に耐性」の結核として定義される.
> - XDR-TBはMDR-TBの比較的まれな型であるが,第1選択薬および第2選択薬に耐性なので,治療薬を選択することがきわめて困難となっている.そのため,治療しても効果が期待できないことがほとんどであり,治療中に死亡する割合はMDR-TBよりも64%高い.

医療施設で問題となる微生物・感染症
百日咳

概要
- 百日咳の病原体はグラム陰性桿菌の百日咳菌である．
- 百日咳は鼻汁，鼻閉，くしゃみ，軽い咳や発熱を伴う風邪のような症状で始まり，1〜2週間後には激しい咳がみられるようになる．小児では，激しく，急激に，繰り返し，肺から空気を絞り出すまで咳をして，大きな"whooping（笛を吹いた様な音）"を伴って息を吸い込む．
- 乳児では，悪化することが多く，生後1年未満の半数以上は入院が必要となる．10人に1人は肺炎となり，50人に1人は痙攣を合併する．そして，250人に1人は脳障害を合併する．さらに，死亡することもある．
- 成人では，咳が長期にわたって持続するが，典型的な発作性の咳嗽を示すことはなく，やがて回復に向かう．

注意! 軽症で診断されないことがあるものの，菌を排出するため，ワクチン未接種の新生児や乳児への感染源となる．

発症機序・症状
- 百日咳の臨床経過は「カタル期」「痙咳期」「回復期」の3期に分けられる．潜伏期は7〜10日間程度である．
- 「カタル期」：感冒症状で始まり，咳の回数が次第に増えて咳症状も激しくなる．これは約2週間続く．
- 「痙咳期」：痙咳（発作性の痙攣性の咳）がみられるようになる．発熱はみられないか，微熱程度である．痙咳によって，顔面の静脈圧が上昇し，顔面浮腫，点状出血，眼球結膜出血，鼻出血などがみられることがある．年齢が低いほど症状は非定型的であるが，乳児期早期では無呼吸発作，痙攣，呼吸停止がみられることがある．痙咳期は約2〜3週間続く．
- 「回復期」：痙咳は軽減していき，2〜3週間で認められなくなる．

感染性
- 百日咳菌は，咳やくしゃみで発生する飛沫を介して，ヒトからヒトへと伝播する．乾燥した粘液でも最大3日間は生き残ることができるので，感染性分泌物が（感染者から直接的に，または感染者の分泌物で汚染した媒介物から間接的に）手に付いてから自分の気道粘膜に付着する自家接種でも感染する．また，医療従事者の汚染した手や汚染物が鼻粘膜に接触したときにも感染する．しかし，空気感染は証明されていない．
- 百日咳の感染性は強く，曝露した免疫のない家族内接触者での感染率（曝露した人のなかで何人が感染したかを示す割合）は80〜90%にものぼる．感染性が最も強いのが「カタ

17

感染性

- ル期」と早期「痙咳期」であり，未治療感染者（特に，幼児）は感染性を6週間以上保っている．一方，ワクチンの接種既往や感染の既往のある小児や成人では，感染性期間は21日以下である．
- 百日咳ワクチンは接種してから5～10年を経過すると免疫が弱まり，その後は百日咳に感受性をもちうる．青年や成人が百日咳に罹患した場合，それが認識されないか治療されなければ百日咳の感染源になってしまう．
- 「カタル期」に抗菌薬治療すると症状の重症度を軽減できる．「痙咳期」以降に抗菌薬を投与しても，重症度は軽減できないが，百日咳菌を駆逐し伝播を抑えることができる．
- 百日咳に罹患した出産間近の妊婦や家族内接触者は新生児への重要な感染源になりうるので，妊娠後期や出産直前に百日咳に感染した女性，家族内接触者，新生児にはマクロライド系抗菌薬を投与する．

注意! 成人では典型的な発作性の咳嗽がみられることはなく，慢性の咳を訴える．軽症であるため，百日咳と診断されないことがあるが，百日咳菌は排出しているので，感染源となりうる．

> **ココがポイント!** 成人では咳が長期にわたって持続するが，典型的な発作性の咳嗽を示すことはない．しかし，菌を排出するので感染源となる．

MEMO

マクロライドと肥厚性幽門狭窄症

百日咳の曝露後予防としてマクロライド系抗菌薬（エリスロマイシン，クラリスロマイシン，アジスロマイシン水和物）が用いられる．ただし，エリスロマイシンは新生児において肥厚性幽門狭窄症を引き起こす可能性が指摘されている．

エリスロマイシンを服用した新生児に肥厚性幽門狭窄症が7人集団で発生したという報告がある．エリスロマイシンを服用した新生児157人中7人に肥厚性幽門狭窄症が発生したのに対して，服用していなかった125人中発生したのは0人であったという報告もある．エリスロマイシンを服用していた母親から母乳を与えられていた新生児に肥厚性幽門狭窄症が発生したという報告もある．したがって，生後1か月未満の新生児にエリスロマイシンを処方することは避ける．

クラリスロマイシンは化学的にも代謝的にもエリスロマイシンに似ているので投与しない．アジスロマイシン水和物は肥厚性幽門狭窄症を引き起こさないので推奨抗菌薬である．

医療施設で問題となる微生物・感染症
クロストリジウム・ディフィシル

概要
- クロストリジウム・ディフィシル（Clostridium difficile：CD）は，一般的な培地での分離や増殖が難しく，その名前は"difficult clostridium"に由来している．
- CDは腸管上皮細胞のレセプターに結合するトキシンAとトキシンBを放出し，下痢と急性炎症を引き起こす．トキシン産生のレベルは「低」「中」「高」に分類されるが，重症度と毒素産生の程度や便中の毒素濃度は関連しない．
- CDは抗菌薬にて正常細菌叢に変化があったときに，ヒトの腸管に保菌される．そのため，クロストリジウム・ディフィシル感染症（Clostridium difficile infection：CDI）は「抗菌薬治療→大腸の細菌叢の破壊→CDの曝露と保菌→毒素放出→粘膜障害と炎症」という発症段階を経過する．
- 実際，ヒトの便中の総細菌数の90％以上がバクテロイデス属であるが，CDによる下痢や大腸炎の多くではバクテロイデス属は消失している．また，CD感染症からの回復は正常の大腸細菌叢の再構成に伴って進む．

発症機序・症状
- 症状は，無症状から中毒性巨大結腸症まであり幅広い．感染入院患者の約2/3が無症状だが，便中には病原体を排泄する．

  注意! 無症状であっても毒素産生性病原体を持続的に排泄するので，病室の環境が汚染される．

- 典型的な症状は，抗菌薬投与中または直後に始まる下腹部痛を伴う急性の水様性下痢，微熱，白血球増加である．多くの場合抗菌薬投与開始5〜10日後に発症するが，開始当日や抗菌薬投与終了後10週間遅れて発症することもある．
- 偽膜性大腸炎では，倦怠感，下腹部痛，吐き気，食欲不振，水様性下痢（1日5〜15回）がみられる．Ｓ状結腸鏡ではびまん性または斑状の紅斑性大腸炎の像がみられる．2〜3％の症例は激症型大腸炎となり，腸管穿孔，イレウス，巨大結腸を合併して，死亡することもある．

  注意! 特に，高齢の入院患者では重症化し，死亡することもある．

感染性
- CDは芽胞を形成できる．芽胞は乾燥，熱，化学物質などに対して強い抵抗性があり，環境表面で何か月も生き残ることができる．これがアウトブレイクの原因となっている．

ココがポイント！ CD感染症は抗菌薬投与開始5〜10日後に発症するが，開始当日や抗菌薬終了10週間遅れて発症することもある．

医療施設で問題となる微生物・感染症
疥癬

概要
- 疥癬は高齢者施設や長期療養型施設などでよくみられる感染症であり、アウトブレイクが発生することもある.
- 疥癬の病原体は疥癬虫（ヒゼンダニ）である. 疥癬虫は皮膚にトンネルを形成することがある. これは皮膚の表面直下にメスの疥癬虫がトンネルをつくることによる. このトンネルは皮膚表面からやや盛り上がった灰白色または皮膚色の蛇行状の線にみえる. 疥癬トンネルは指間部分, 手首, 肘, 膝の皮膚ひだ, ペニス, 胸, 肩甲骨にみられる.

注意！ 疥癬虫の数が少ないことが多いので（一人当たり10～15匹）, これらのトンネルを見つけるのは難しい.

発症機序・症状
- 疥癬の最も頻度の高い症状は掻痒感と発疹であり, それらは疥癬虫の蛋白や糞へのアレルギー反応によるものである. 特に夜間に激しい掻痒感がみられることがあり, 丘疹様発疹も観察される. これらは全身にみられるが, 指間部, 手首, 肘, 腋窩, ペニス, 乳頭, 腰, 殿部, 肩甲骨部分に多い. 幼児では頭部, 顔面, 首, 手掌, 足底にもみられることがある.
- 掻痒感が激しい場合, 患者は皮膚を強く引っ掻くので, 引っ掻き創が発生する. そして, この創傷部位に黄色ブドウ球菌やβ溶血性連鎖球菌のような皮膚常在菌が感染することがある. ときどき, 細菌性皮膚感染が連鎖球菌感染後糸球体腎炎を引き起こしている.
- 初感染の場合は2～6週間（最大2か月間）, 症状が現れないことがある. 一方, 過去に疥癬に罹患したことのある場合は症状は曝露後早期（1～4日）にみられる.

その他
■角化型疥癬
- 高齢者, 免疫不全の患者は, 掻痒感を感じることができない, あるいは, 引っ掻くことができない状況の患者（脊髄損傷, 麻痺, 感覚喪失, 精神衰弱など）では, 角化型疥癬を呈することがある. これは重症型の疥癬であり, 水疱や皮膚の上の痂皮（多数の疥癬虫を含んでいる）が特徴である.
- 角化型疥癬の患者は, 免疫状態や神経学的状況に変化があるため, 掻痒感のないことがある.
- 多数の疥癬虫（最大200万匹）に感染しているので, 感染性がきわめて強い. しかし, 角化型疥癬の疥癬虫が通常疥癬の疥癬虫よりも病原性が強いということはない.
- 疥癬は感染者との直接かつ長時間の皮膚と皮膚の接触によって伝播する. しかし, 角化型疥癬は短時間の皮膚と皮

その他

膚の接触で伝播させる．感染者が用いたベッド，衣類，家具を介して伝播することもある．

疥癬

> **ココがポイント！** 疥癬には通常型疥癬と角化型疥癬がある．後者は寄生している疥癬虫がきわめて多いため，容易に周辺のヒトに感染する．

MEMO

頭シラミ

頭シラミはヒトの頭，眉毛，まつ毛に感染し，ニッツ（卵のこと），若虫（わかむし），成虫の3つの形態がある．頭シラミが何らかの病気を伝播させることはない．

「ニッツ」は毛幹に強固に付着しており，8～9日程度で孵化する．しかし，ヒトから離れると1週間以内で死ぬ．孵化しそうな卵は毛幹の根本から6mm未満のところに付着している．ヒトの頭皮に近いところよりも低い温度では孵化できないからである．「若虫」はニッツから孵化した未熟なシラミである．若虫は孵化してから9～12日で成虫になる．しかし，ヒトの頭から離れると数時間で死ぬ．「成虫」はヒトの頭で30日程度生きるが，ヒトから離れ落ちると1～2日で死ぬ．6本の脚をもち，その先端にある鉤爪で頭にしっかりしがみついている．頭シラミの脚はヒトの毛をつかむように特別に適応しているので，プラスチックや金属などのような平滑な表面には強固に付着することはできない．メスの成虫はオスよりも大きく，毎日6個の卵を産む．

頭シラミは這って移動し，跳ねることはない．実際には頭シラミのいる毛に直接触れることによって伝播するので，頭シラミのいる人の頭と他の人の頭の接触が最も多い伝播経路である．したがって，幼稚園児などの家族でみられることが多い．一方，頭シラミのいる人が使用した衣類（帽子やコートなど）や身の回り品（櫛やタオルなど）への接触によって伝播することは少ない．犬や猫などのペットが頭シラミを伝播させることはない．

プールの水の塩素レベルでは頭シラミは死なない．そのため，頭シラミは水中で数時間生きることができるが，プールの水が伝播させることはない．頭シラミは水中に沈められるとヒトの毛に強くつかまっているが，離れられないからである．

■症状で疑う感染症と診断・治療のポイント
発熱

ポイント

- 入院患者が発熱することは日常的にみられるが,その原因は感染症とは限らない.腫瘍熱や薬剤熱のこともある.
- 感染症による発熱の場合,病原体は内因性(患者自身に由来)のこともあるし,外因性(環境やヒトなどに由来)のこともある.抗がん剤によって好中球が減少したときの発熱の病原体は患者の腸管由来であることが多く,これは内因性である.一方,面会者や医療従事者が病院外部からインフルエンザウイルスを医療施設内にもち込んで入院患者が感染すれば外因性である.
- 病棟で発熱がみられる患者の数が普段経験している数を超えた場合には何らかの病原体によるアウトブレイクの始まりの可能性があるため,原因の調査が必要である.
- インフルエンザの流行期か否かは,発熱患者の原因調査において重要である.市中でインフルエンザが流行していれば,面会者や医療従事者が外部から施設内にインフルエンザウイルスをもち込む機会も増えている.急な発熱を呈した患者では,インフルエンザを疑わなければならない.

疑う感染症と対策

■インフルエンザが疑われる場合

- インフルエンザの診断には抗原迅速診断キットが利用できるので,インフルエンザが疑われた患者には検査をする.

注意! インフルエンザ患者の10~20%は偽陰性になることと,発症直後に検査しても陽性にならないので注意を要する.

- 「インフルエンザ発症直後に抗原迅速診断キットで検査をしても陰性となるので,24時間後に検査して陽性となれば抗インフルエンザ薬を投与する」という手順がとられることがある.このような判断はインフルエンザの非流行期では適切かもしれないが,流行期には適切とはいえない.
- インフルエンザの流行期は,検査の有無や抗原迅速診断キットの結果に関係なく,インフルエンザ様症状がみられれば,インフルエンザとして診断・治療してもよい.

ココがポイント! 発熱の原因には感染症の他に,腫瘍熱や薬剤熱のこともある.

これはダメ! インフルエンザ抗原迅速診断キットが陰性でも,インフルエンザを否定してはならない.

■結核が疑われる場合

- 結核は2週間を超える発熱や咳嗽がみられれば，常に念頭におくべき感染症である．
- 施設内で結核の患者から複数の患者に結核菌が伝播することはありうるが，これらの患者が入院中に一斉に発熱にて結核を発症することはほとんどない．結核菌に曝露して潜在性結核感染となった患者の5～10％が生涯に結核を発症し，特に，2年以内に半数が結核になるという発症パターンだからである．
- 結核を疑う場合には胸部X線やCTを撮影するとともに，QFT（クオンティフェロン®TB）やT-SpotなどのIGRA（Inter-feron-Gamma Release Assays）を実施する（p.38参照）．ただし，IGRAが陰性であっても結核を除外することはできない．
- 喀痰が喀出できる患者では，喀痰の塗抹検査と培養および核酸検査を実施する．喀痰が喀出できない患者では胃液を採取して，これらの検査を実施する．
- 結核菌が確認されたら，結核病院に転院とせよ．自施設が結核病院の場合には耐性結核でなければ，イソニアジド，リファンピシン，ピラジナミド，エタンブトール塩酸塩またはストレプトマイシン硫酸塩の4剤による治療を行う．

■クロストリジウム・ディフィシル（CD）感染症が疑われる場合

- CD感染症は下痢のみを呈するのではなく，発熱から始まることがある．そのため，抗菌薬を投与している患者において，その抗菌薬のターゲットとなっている感染症が改善しているにもかかわらず，発熱がみられる場合にはCD感染症も考慮する．
- CD感染症が疑われれば便中のCDトキシンを検査するが，結果が陰性でも，症状が一致すればCD感染症を疑う．大腸ファイバーによる偽膜性腸炎の確認によっても診断できる．

注意！ CD感染症の治療としては，それまで投与されていた抗菌薬を中止することが重要！

- 抗菌薬投与を中止できない場合や何らかの治療を加えなければならない場合は，軽症～中等度症にはメトロニダゾー

ココがポイント！
- 結核菌に曝露して潜在性結核感染となった場合5～10％が生涯に結核を発症し，その半数が2年以内に結核になる．
- CD感染症の治療は，それまで投与されていた抗菌薬を中止することが大切である．

疑う感染症と対策

ル内服，重症にはバンコマイシン塩酸塩内服を10日間行う．

■**RSウイルス（RSV）感染症が疑われる場合**
- 呼吸器検体を用いた抗原迅速診断キットを実施して診断するが，感度が80〜90%であることから，検査結果が陰性であってもRSV感染症は除外できない．
- ハイリスクの幼児や小児には，パリビズマブ（抗RSウイルスヒト化モノクローナル抗体）を投与して，重症RSV感染症を防ぐ．
- RSV感染症が発症した場合の治療は対症的となる．

MEMO

重症熱性血小板減少症候群（SFTS）

2009年頃より，新興感染症として「重症熱性血小板減少症候群（severe fever with thrombocytopenia syndrome：SFTS）」が中国で報告され，日本においても発症例が確認されている．SFTSはダニが媒介する感染症であり，2011年に原因ウイルス（SFTSウイルス〈SFTSV〉）が特定された．SFTSV RNAがフタトゲチマダニにて検出されているので，フタトゲチマダニがSFTSVの運び屋かもしれない．ほとんどの哺乳類（ヤギ，ウシ，ヒツジなど）がこのダニの宿主となっているが，トリも宿主となっている．フタトゲチマダニはアジア一太平洋地域（中国，韓国，日本，太平洋諸島など）に広く分布している．

中国の山東省のSFTS流行地域（多くの農場ではヤギを飼っている）での調査では，134頭のヤギのうち111頭（83%），ヒト237人中2人（0.8%）がSFTSV陽性であった．江蘇省の家畜ではヤギ57%，ウシ32%，イヌ6%，ブタ5%，ニワトリ1%が陽性であった．

SFTSVがヒトからヒトに伝播したという報告がある．2006年9〜11月に中国の安徽省で発生した2件の集団感染において14人の患者が発症し，13人の血清が調査された（1人は血清が足りなかった）．1件の集団感染では発端患者および2次感染者9人，計10人が，もう1件の集団感染では発端患者および2次感染者3人，計4人がSFTSを発症した．これら14人が発熱，血小板減少，白血球減少などの典型的な臨床症状を呈している．2次感染のすべての症例は発端患者の血液に接触または曝露してから6〜13日後にSFTSを発症した．誰も発端患者には接触しなかったが，血液に曝露していたので，血液曝露によってヒトからヒトに伝播する可能性が示唆された．

症状で疑う感染症と診断・治療のポイント
下痢・嘔吐

ポイント

- 入院患者が下痢や嘔吐を呈することはよくみられる．抗がん剤による吐き気や下剤による下痢なども日常的である．そのため，普段から下痢・嘔吐をしている患者の人数を把握しておき，その人数を上回ったときにはノロウイルス胃腸炎などの感染症のアウトブレイクを考えることになる．
- 医療施設における下痢・嘔吐の患者の多発については，ノロウイルス胃腸炎の流行期か否かによって判断が異なる．流行期であれば，突発的な嘔吐を伴う下痢の症例にはノロウイルス胃腸炎を強く疑う．下痢もしくは嘔吐が単独でみられてもノロウイルス胃腸炎を考えるべきである．
- 非流行期でも下痢・嘔吐の患者が多発したときには，ノロウイルス胃腸炎を疑うべきである．ノロウイルス胃腸炎は一年を通じて発生しているので，ノロウイルス胃腸炎の患者が入院もしくは面会に来たことによって，ノロウイルスが医療施設内にもち込まれた可能性もある．
- 複数の患者が下痢を呈している場合に考慮すべき感染症としてクロストリジウム・ディフィシル（CD）感染症がある．この病原体は芽胞を形成し，環境を汚染していることがあるので注意を要する．CDトキシン検査を用いることがあるが，検査結果が陰性であるからといって，CD感染症を否定することはできない．
- きわめてまれであるが，医療施設の食事にサルモネラが混入することによって，アウトブレイクが発生することがある．新規入院患者がもともと保菌者であったり，市中でサルモネラに罹患してから入院したりすることもありうる．そのため，入院患者において散発的にサルモネラが検出されることはあるものの，複数の入院患者が同時期にサルモネラ感染症を呈する場合には医療施設内の食事による食中毒も疑うべきである．

> **ココがポイント！** ノロウイルス胃腸炎は一年を通じて発生しているので，非流行期でも下痢・嘔吐の患者が多発した際にはノロウイルス胃腸炎を疑う．

疑う感染症と対策

■ノロウイルス胃腸炎が疑われる場合
- ノロウイルス胃腸炎の診断には，便のノロウイルス抗原検出検査が利用できる．しかし，検査の感度は80%程度であるため，結果が陰性であっても完全に否定できるものではない．
- ノロウイルス胃腸炎の治療は対症的であり，脱水がみられれば補液する．嘔吐が強い場合には高齢者では誤嚥性肺炎や窒息の危険性があるので，嘔吐への対応も必要である．

注意! 下痢に対しては，下痢止めは使用しない．

■サルモネラ感染症が疑われる場合
- 入院中の患者の便からサルモネラが検出されたら，他の患者のサルモネラ感染症の有無を調査する．
- 正常免疫の人のサルモネラ感染症には抗菌薬治療は必要ないが，幼児，高齢者，免疫不全患者では重症化することがあるので，ニューキノロン系抗菌薬を投与する．

■クロストリジウム・ディフィシル（CD）感染症が疑われる場合
- 下痢や発熱の患者の便にCDトキシン検査を実施し，陽性の場合はCD感染症を強く疑う．
- CD感染症患者を1人でも確認した場合，周囲の患者もCDに感染している可能性があるので，下痢や発熱がみられればCD感染症を積極的に疑う．
- CD感染症の治療は，それまで使用していた抗菌薬を中止することである．もし，中止が困難ならば，メトロニダゾールもしくはバンコマイシン塩酸塩の内服を10日間行う．一般的に，軽症もしくは中等症ではメトロニダゾール，重症ではバンコマイシン塩酸塩を用いる．

MEMO

サルモネラ

　100年以上前から，サルモネラはサルモネラ感染症を引き起こす病原体として知られていた．米国の科学者のサーモンによって発見され，菌名は発見者の名前にちなんでつけられている．サルモネラ感染症は冬よりも夏に多くみられ，感染者のほとんどが感染後12〜72時間で下痢，発熱，腹痛を経験する．症状は4〜7日続くのが一般的であり，ほとんどの感染者は治療せずに回復する．しかし，一部の感染者は下痢があまりにも激しく，入院を必要とすることもある．これらの患者ではサルモネラが腸管から血流に撒き散らされ，他の部位にも到達するので，抗菌薬にて迅速に治療しなければ死亡することもある．特に，幼児はサルモネラ症に最も罹患しやすく，その発症率は他の年齢層よりも高い．幼児，高齢者，免疫不全患者は重症化しやすい．

■症状で疑う感染症と診断・治療のポイント
咳嗽

ポイント

- 咳嗽は咳の持続期間によって「急性咳嗽」「遷延性咳嗽」「慢性咳嗽」に分類されている．
- 「急性咳嗽」は「発症後3週間以内の咳嗽」と定義され，胸部X線や身体所見にて異常が認められる場合も認められない場合もある．
- 急性咳嗽の原因の多くは呼吸器感染症（ほとんどは普通感冒）であるが，アレルギー性鼻炎，鬱血性心不全，喘息，吸い込みのような非感染性のものもある．
- 「遷延性咳嗽」および「慢性咳嗽」は咳嗽の期間がそれぞれ「3～8週間」および「8週間以上」と定義される．
- 「遷延性咳嗽」「慢性咳嗽」のように咳の期間が長くなると非感染性疾患である可能性が高くなる．慢性咳嗽の3大病因は咳喘息，副鼻腔気管支炎症候群，アトピー咳嗽である．
- 病棟において急性咳嗽を呈する患者や医療従事者がみられる場合には，マイコプラズマ気管支炎・肺炎やインフルエンザを疑う必要がある．遷延性咳嗽がみられる場合には百日咳や結核を疑う．

疑う感染症と対策

■インフルエンザが疑われる場合

- インフルエンザウイルスが病棟にもち込まれると，アウトブレイクが発生することがある．インフルエンザの流行期には，咳嗽がみられるならばインフルエンザを疑う．
- インフルエンザを疑う場合には，オセルタミビルリン酸塩（タミフル®）やザナミビル水和物（リレンザ®）などの抗インフルエンザ薬を投与する．内服ができない状態ならば，ペラミビル水和物（ラピアクタ®）を静脈注射する．

■マイコプラズマ肺炎が疑われる場合

- マイコプラズマ・ニューモニア（*Mycoplasma pneumoniae*）は気管支炎を引き起こすことがほとんどであり，肺炎になるのは10％程度である．そのため，感染して咳嗽がみられたとしても，胸部X線にて必ず陰影がみられるということはない．
- 最近は抗原迅速診断キットが利用できるようになり，広く用いられている．しかし感度が100％ではないので，検査結果が陰性でもマイコプラズマ気管支炎・肺炎は否定できない．

ココがポイント！ インフルエンザの流行期には，咳嗽と咳がみられるならばインフルエンザを疑う．

疑う感染症と対策

- 抗菌薬治療はマクロライド系抗菌薬が第一選択であるが，耐性菌も流行しているので，ミノサイクリン塩酸塩が用いられることも多い．

■百日咳が疑われる場合

- 成人が百日咳に罹患した場合，小児の百日咳のような典型的な症状は呈さず，慢性の咳嗽を呈する．
- 診断には血清抗体価の測定が広く行われている．この場合，単血清での診断は難しく，ペア血清での4倍以上の上昇が診断に必須である．
- 治療薬はマクロライド系抗菌薬を用いる．

■結核が疑われる場合

- 病棟において，複数患者に遷延性咳嗽がみられたからといって結核が最も強く疑われるということはない．しかし，個々の患者に遷延性咳嗽がみられる場合には結核を常に疑う必要がある．この場合，画像検査（胸部X線およびCT）を撮影し，喀痰検査を実施する．
- 画像検査によって異常所見があり，喀痰検査が陽性で核酸検査にて結核菌が検出されれば，診断は確定する．IGRAは陰性であっても結核を除外することはできない．

MEMO

マイコプラズマ肺炎

マイコプラズマ肺炎の病原体はマイコプラズマ・ニューモニアである．マイコプラズマ肺炎は1年を通じて散発的にみられ，4～7年の周期で秋に流行している．呼吸器分泌物によってヒトからヒトに伝播し，潜伏期は1～4週間である．

この病原体は急性気道感染症（咽頭炎，気管気管支炎，肺炎など）が一般的な原因であり，特に学童で多くみられる．症状は軽度であることが一般的であり，乾性咳，発熱，倦怠感，咽頭炎が特徴である．その他の症状には筋肉痛，耳痛があり，感染者の3～13%が肺炎となる．合併症としては心外膜炎，心筋炎，溶血性貧血，脳炎などがあるものの，頻度は少ない．回復期でも持続する咳がみられることが多いが，後遺症はまれである．致命的になることもあるが，それは主に高齢者や鎌状赤血球症の患者である．

症状で疑う感染症と診断・治療のポイント
発疹

ポイント
- 入院患者において発疹がみられる場合には，湿疹や薬疹のことがあるが，疥癬などの皮膚感染症である可能性もある．
  - **注意!** 特に，高齢者や免疫不全の患者で慢性の発疹がみられた場合には疥癬の可能性も除外しない．
- 麻疹や風疹が入院患者に多発することはほとんどないが，強力な感染力ゆえ，医療施設内にウイルスがもち込まれた場合にアウトブレイクはありうる．この場合，地域の流行状況，全身症状と発疹の形態や発生状況を考慮し診断する．
- 身体の一部に水疱が集簇している場合には帯状疱疹を疑う．この場合，水疱部分の疼痛を訴えることが多い．
  - **注意!** 帯状疱疹は空気感染することがあるので注意を要する．

疑う感染症と対策

■水痘・麻疹が疑われる場合
- 施設内に水痘や麻疹の患者が入り込むと，強力な感染力ゆえに複数の患者が感染する可能性がある．それは入院患者のみならず，医療従事者も例外ではない．
- 水痘・麻疹の診断にはIgM抗体およびIgG抗体の検査が有用であるが，結果が得られるまで日数を要する．そのため，地域で流行している時期に水痘や麻疹様の発疹があり，発熱がみられるならば，臨床的に診断して対応する．
- 水痘・麻疹が発症した場合の治療は対症的となる．

■疥癬が疑われる場合
- 疥癬が疑われた場合は，皮膚科にて皮膚組織の顕微鏡検査を実施する．通常，疥癬では10〜15匹程度の疥癬虫がいるにすぎないが，角化型疥癬では何万〜何百万もの疥癬虫がみられることがあり，感染力が強い．
- 疥癬の患者には顔面を除くすべての部分に10%クロタミトン（オイラックス®）を塗布する．状況によっては，イベルメクチン（ストロメクトール®）を内服することもある．

■帯状疱疹が疑われる場合
- 帯状疱疹はその特徴的な発疹によって，診断は容易である．しかし，発症直後は水疱がみられず，微熱や疼痛だけのこともあるので，診断が困難である．
- 治療としては，水疱部分にビダラビン（アラセナ-A®）軟膏を塗布して，ガーゼで覆う．また，内服薬としてバラシクロビル塩酸塩（バルトレックス®），もしくは注射薬としてアシクロビル（ゾビラックス®）を投与する．
- 疼痛が強い場合は状況に応じペインクリニックに相談する．

■発生時の病棟内の対応／治療終了までの流れ
インフルエンザ

フローチャート

インフルエンザ様症状（発熱，咳，関節痛など）を呈する患者が発生

↓

インフルエンザウイルス抗原迅速診断キットの検査を実施

↓

- 検査が陽性ならばインフルエンザと診断
- インフルエンザ流行期に発熱と咳がみられれば，検査が陰性であってもインフルエンザと診断してよい

↓

抗インフルエンザ薬を処方

↓

- 免疫正常の患者では発症後5日で感染性は消失する
- 乳幼児や免疫不全患者では発症後7日を超えても感染性が残っていることがある

ポイント

- インフルエンザの非流行期にインフルエンザ様症状（発熱，咳，関節痛など）がみられる患者が発生したら，インフルエンザウイルス抗原迅速診断キットで検査を行う．陽性の場合にはインフルエンザと診断する．
- インフルエンザ流行期に発熱と咳がみられれば，79％の確率でインフルエンザである．この場合，インフルエンザウイルス抗原迅速診断キットの検査が陰性であってもインフルエンザと診断してよい．
- インフルエンザを発症した患者には，発症後48時間以内であれば，抗インフルエンザ薬（オセルタミビルリン酸塩〈タミフル®〉など）を投与する．
- 慢性閉塞性肺疾患や肺炎などの呼吸器疾患患者には，吸入用の抗インフルエンザ薬（ザナミビル水和物〈リレンザ®〉やラニナミビルオクタン酸エステル水和物〈イナビル®〉）は使用せず，内服薬（オセルタミビルリン酸塩）もしくは注射薬（ペラミビル水和物〈ラピアクタ®〉）を用いる．また，重症患者には注射薬（ペラミビル水和物）を用いる．
- 妊婦，移植免疫不全患者，小児，高齢者，腎機能低下患者がインフルエンザを発症した場合は，合併症を呈する危険

ポイント

性が高くなる．この場合，肺炎の合併に注意を要する．肺炎ではインフルエンザウイルスによるものと肺炎球菌や黄色ブドウ球菌によるものがあり，重篤になる危険性がある．
- 免疫正常の患者では発症後5日で感染性は消失するが，乳幼児や免疫不全患者では発症後7日を超えても感染性が残っていることがある．

■ 発生時の病棟内の対応／治療終了までの流れ
ノロウイルス胃腸炎

フローチャート

```
下痢・嘔吐を呈する患者が発生
      ↓
ノロウイルス胃腸炎の流行期であれば,
臨床的にノロウイルス胃腸炎と診断
      ↓
下記の患者ではノロウイルス抗原検出検査を実施できる(保険適用)
  ● 3歳未満および65歳以上
  ● 悪性腫瘍
  ● 臓器移植
  ● 抗悪性腫瘍剤や免疫抑制剤を投与中
      ↓
  ● 脱水症状がみられれば補液を行う
  ● 下痢止めは使用しない
      ↓
● 症状が消失して48時間経過するまで感染性がある
● 幼児では,症状が消失してから5日間経過するまで感染性がある
```

ポイント

- ノロウイルス胃腸炎は小児,高齢者,免疫不全患者において脱水を合併することがあり,高齢者では嘔吐による誤嚥性肺炎や窒息によって死亡することもある.
- ノロウイルス胃腸炎は臨床症状およびノロウイルスへの曝露状況を参考にして(p.62を参照)診断する.3歳未満および65歳以上,悪性腫瘍,臓器移植,抗悪性腫瘍剤や免疫抑制剤を投与中の患者ではノロウイルス抗原検出検査を実施できるが(保険適用),この検査が陰性だからといって,ノロウイルス胃腸炎を否定することはできない.
- 脱水があれば補液を行う.下痢止めは使用しない.
- ノロウイルス胃腸炎の患者は,症状が消失して48時間経過するまで感染性があるものとして対応する.幼児ではウイルスを排出する期間が長いので,症状が消失してから5日経過するまで感染性があるものとして対応する.しかし,ノロウイルスは便に4週間以上排出されることがあるので,これらの期間が経過しても手洗いは適切に行う.

麻疹

■発生時の病棟内の対応／治療終了までの流れ

フローチャート

```
┌─────────────────────────┐    ┌─────────────────────────┐
│ 麻疹の流行期に発熱，上気道炎 │    │ 麻疹ワクチンの接種既往のある │
│ 症状，結膜炎症状がみられ，そ │    │ 患者に手足のみに発疹が発生  │
│ の後耳後部，頸部，前額部より │    └───────────┬─────────────┘
│ 発疹を呈する患者が発生      │                │
└───────────┬─────────────┘                ▼
            │                    ┌──────────────┐
            ▼                    │ 修飾麻疹を疑う │
    ┌──────────────┐             └──────┬───────┘
    │ 臨床的に麻疹を疑う │                    │
    └──────┬───────┘                    │
           └─────────────┬──────────────┘
                         ▼
            ┌─────────────────────────┐
            │ 麻疹 IgM および IgG 抗体価の測定 │
            └────────────┬────────────┘
                         ▼
            ┌─────────────────────────────┐
            │ IgMが陽性，もしくは急性期と回復    │
            │ 期のペア血清でのIgGの有意な上昇   │
            └────────────┬────────────────┘
                         ▼
                 ┌──────────────┐
                 │ 麻疹と診断     │
                 └──────┬───────┘
                        ▼
                 ┌──────────────┐
                 │ 対症療法       │
                 └──────┬───────┘
                        ▼
    ┌──────────────────────────────────────────┐
    │ 症状が消失するまで（発疹発現後3～4日目まで）感染性がある │
    └──────────────────────────────────────────┘
```

ポイント

- 麻疹の流行期に発熱，上気道炎症状，結膜炎症状がみられ，その後，耳後部，頸部，前額部より発疹が出現した患者は麻疹を疑う．
- 麻疹ワクチンの接種既往のある人は麻疹免疫を獲得しているので麻疹を発症しないが，一部の人は免疫獲得が不十分なため発症することがある．この場合，症状の軽い「修飾麻疹」となることがある．
- 修飾麻疹は高熱がみられず，発熱期間が短く，発疹が手足だけであるなど症状が軽い．このような修飾麻疹は臨床診断が困難であり，風疹など他の発疹性疾患と誤診されることもある．
- 麻疹であることを確認するには麻疹IgMおよびIgG抗体価を測定する．IgMが陽性，もしくは，急性期と回復期のペア血清でのIgGの有意な上昇がみられれば麻疹と診断できる．
- 麻疹は症状が消失するまで（発疹発現後3～4日目まで）感染性がある．

■発生時の病棟内の対応／治療終了までの流れ
水痘

フローチャート

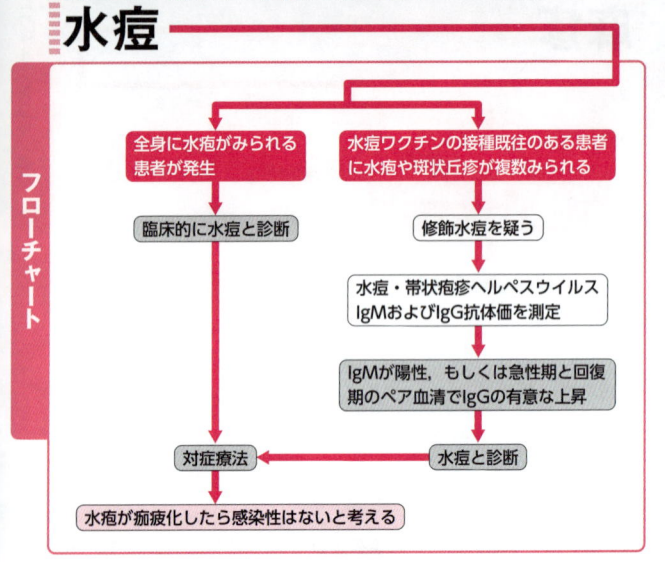

```
                    ┌─────────────────────────┬──────────────────────────────────┐
                    ▼                         ▼
            全身に水疱がみられる        水痘ワクチンの接種既往のある患者
            患者が発生                  に水疱や斑状丘疹が複数みられる
                    │                         │
                    ▼                         ▼
            臨床的に水痘と診断          修飾水痘を疑う
                    │                         │
                    │                         ▼
                    │                 水痘・帯状疱疹ヘルペスウイルス
                    │                 IgMおよびIgG抗体価を測定
                    │                         │
                    │                         ▼
                    │                 IgMが陽性，もしくは急性期と回復
                    │                 期のペア血清でIgGの有意な上昇
                    │                         │
                    ▼                         ▼
            対症療法 ◀───────────────── 水痘と診断
                    │
                    ▼
            水疱が痂疲化したら感染性はないと考える
```

ポイント

- 全身に水疱がみられる患者が発生した場合，水痘ではその特徴的な発疹の状況から臨床的に診断できる．
- 水痘ワクチンの接種既往のある人は水痘免疫を獲得しているので水痘を発症しないが，一部の人では免疫獲得が不十分なため発症することがある．この場合，症状の軽い「修飾水痘」となることがある．
- 修飾水痘は無熱～微熱であり，発疹は50か所未満となり，完全な水疱ではなく，斑状丘疹のような状態となる．このような修飾水痘では臨床診断が困難である．
- 血液検査として，水痘・帯状疱疹ヘルペスウイルスIgM およびIgG抗体価を測定する．IgMが陽性，もしくは，急性期と回復期のペア血清でのIgGの有意な上昇がみられれば水痘と診断できる．
- 水疱が痂疲化したら水痘の感染性は消失したと判断できる．

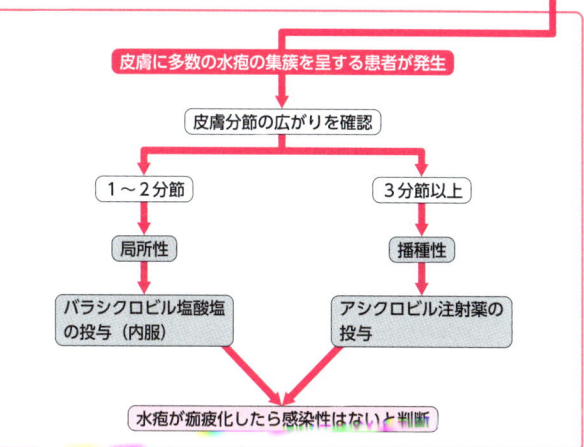

■発生時の病棟内の対応／治療終了までの流れ
帯状疱疹

フローチャート

```
皮膚に多数の水疱の集簇を呈する患者が発生
              ↓
       皮膚分節の広がりを確認
        ↓              ↓
     1〜2分節         3分節以上
        ↓              ↓
       局所性          播種性
        ↓              ↓
  バラシクロビル塩酸塩    アシクロビル注射薬の
   の投与（内服）          投与
              ↓
   水疱が痂疲化したら感染性はないと判断
```

ポイント

- 皮膚に多数の水疱の集簇を呈する患者が発生した場合，特に疼痛を伴っていれば帯状疱疹と診断できる．
- 帯状疱疹の患者では皮膚分節の範囲に発疹がみられ，ほとんどの症例が1〜2分節の範囲の局所性帯状疱疹である．3分節以上に広がっていれば播種性帯状疱疹と診断される．
- 治療としては局所性帯状疱疹ではバラシクロビル塩酸塩（バルトレックス®）の投与（内服）を行う．播種性帯状疱疹ではアシクロビル（ゾビラックス®）の注射薬を用いる．疼痛コントロールも同時に行う．
- バラシクロビル塩酸塩およびアシクロビルは腎機能障害のある患者では，精神神経系の副作用が現れやすいので注意を要する．
- 帯状疱疹（特に，播種性帯状疱疹）は水痘・帯状疱疹ウイルスの空気感染を引き起こすことがある．
- 感染性は水疱が痂疲化するまで続く．

■発生時の病棟内の対応／治療終了までの流れ
MRSA

フローチャート

```
MRSA感染者を確認
    ↓
発症か保菌かを見きわめる．下記の状況では発症と診断
 ● 無菌の組織（血液や髄液など）からMRSAを検出
 ● 喀痰グラム染色で好中球によるMRSAの貪食像がみられる
    ↓
MRSAを周辺に拡散させているか否かを評価する
 ● 喀痰にMRSAが確認され，咳嗽が強く，周辺に喀痰を飛散させているか？
 ● 創部などからMRSAを含んだ体液が浸出しており，ガーゼなどで制御できるか？（制御できない場合は拡散している）
    ↓              ↓
[拡散している]   [拡散していない]
    ↓              ↓
[個室隔離して接触予防策]  [標準予防策]
```

MRSA（メチシリン耐性黄色ブドウ球菌）

ポイント

- MRSAが検出された場合には「発症者か？ 保菌者か？」の判断をする．本来，無菌の組織（血液や髄液など）からMRSAが検出された場合は，MRSA感染症（菌血症や髄膜炎など）を発症していると判断して治療を行う．肺炎患者で喀痰のグラム染色で好中球によるMRSAの貪食像がみられる場合にはMRSA肺炎として治療する．
- 発症者であっても保菌者であっても，その患者がMRSAを周辺に拡散させる可能性を評価する．たとえば，喀痰にMRSAが検出されている肺炎患者の咳嗽が強くて喀痰を周囲に飛散させていれば，MRSAも撒き散らしていると考えてよい．MRSAによる創部感染のある患者からMRSAを含んだ体液が浸出しており，ガーゼで覆いきれない場合も周囲にMRSAを拡散させている可能性がある．
- 周辺をMRSAで汚染させる可能性のある患者は接触予防策にて対応する．汚染させないと判断した場合には標準予防策でケアする．この場合，手指衛生の徹底を再確認する．

■発生時の病棟内の対応／治療終了までの流れ
VRE・MDRP・MDRA

フローチャート

```
VRE・MDRP・MDRA 発症者/保菌者を確認
          ↓
● 個室隔離して接触予防策を開始
● 周辺患者から検体を採取し，多剤耐性菌の有無を確認
          ↓
● 医療従事者の接触予防策の遵守率を高めるために，保菌
  者であっても接触予防策を実施する理由を説明
● 患者の隔離による不安を軽減するために，隔離期間や退
  院時の対応などについて説明
          ↓
接触予防策は患者が退院するまで継続
```

VRE（バンコマイシン耐性腸球菌）
MDRP（多剤耐性緑膿菌）
MDRA（多剤耐性アシネトバクター）

ポイント

- VRE，MDRP，MDRAの発症者/保菌者を確認した場合は，緊急事態として認識する．一例であってもアウトブレイクである．
- 周辺の患者から検体を採取し，VRE，MDRP，MDRAを保菌していないか，感染症を発症していないかの調査をする．
- VRE，MDRP，MDRAの発症者/保菌者には接触予防策を徹底する．これらの多剤耐性菌は保菌しているだけで隔離しなければならない．接触予防策の遵守率の低下を防ぐために，医療従事者には保菌者の隔離の必要性を説明しておく．
- 患者もまた，「どうして自分が隔離されるのか？」「この感染症は治癒するのか？」などと不安になる．したがって，隔離による不安を軽減することが大切であるため，隔離期間や退院時の対応などについて説明する．
- 培養検査にて多剤耐性菌が検出されなくなっても，接触予防策は継続しなくてはならない．これらの多剤耐性菌は容易には除菌できないからである．

注意！ 接触予防策は患者が退院するまで継続する．

結核

発生時の病棟内の対応／治療終了までの流れ

フローチャート

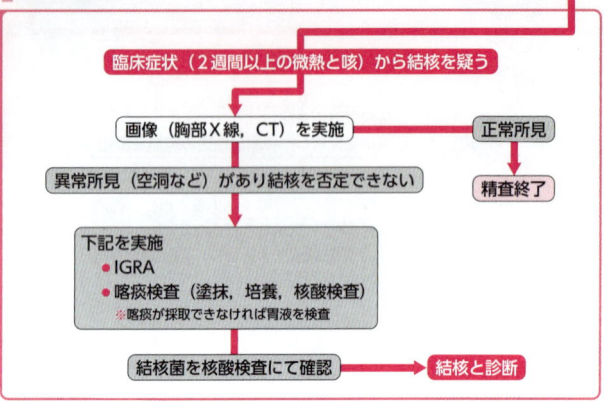

臨床症状（2週間以上の微熱と咳）から結核を疑う
↓
画像（胸部X線，CT）を実施 → 正常所見 → 精査終了
↓
異常所見（空洞など）があり結核を否定できない
↓
下記を実施
- IGRA
- 喀痰検査（塗抹，培養，核酸検査）
  ※喀痰が採取できなければ胃液を検査
↓
結核菌を核酸検査にて確認 → 結核と診断

ポイント

- 臨床症状（2週間以上の微熱や咳など）から肺結核が疑われる患者には，画像（胸部X線，CT）による診断を行う．画像所見から結核を否定できない場合は，IFN（インターフェロン）-γ放出アッセイ（IGRA）および喀痰検査（塗抹，培養，核酸検査）を実施する．喀痰が喀出できなければ胃液を検査する．
- IGRAにはQFT（クオンティフェロン®TB）とT-Spotがあるが，最近はT-Spotが頻用されるようになってきた．
- QFTおよびT-Spotは，結核菌に感染した人から得られた血液中のT細胞が結核菌抗原に曝露することによって，IFN-γを放出することを利用した検査法である．QFTではT細胞が放出したIFN-γの量を測定しているのに対し，T-SpotではIFN-γを放出したT細胞の数を測定している．採血から血液処理までの時間がQFTでは「16時間以内」だが，T-Spotでは「30時間以内」と延長された．
- IGRAの利点には「患者は単回の受診でよい」「結果が24時間以内に得られる」「連続した検査によって反応がブーストされない」「過去のBCGワクチン接種の影響を受けない」といったものがある．
- 結核を疑う患者でIGRAが陽性であれば，結核である可能性は高くなる．また，結核に曝露した直後のIGRAが陰性であったものが，3か月後に陽性となれば潜在性結核感染である可能性が高い．

結核

> **ポイント**
> - 高齢者でのIGRA陽性は過去の感染によるものである可能性が高い．移植患者，免疫不全患者，透析患者ではIGRAが偽陰性になる可能性があるので，陰性結果であっても結核を除外する根拠とはならない．
> - 結核の診断は結核菌の確認によって行われる．この場合，喀痰（喀痰が採取できなければ胃液）の検査が実施される．
> - 喀痰または胃液にて塗抹検査が陽性であっても，結核と断定できない．非結核性抗酸菌の可能性もあるからである．結核菌を核酸検査にて確認した段階で結核と診断される．
> - 結核が確認された場合は「胸部X線にて空洞があるか？塗抹検査は陽性か？」を確認する．空洞がみられたり，塗抹検査が陽性だったりした場合には排菌量が多く，周辺の人に感染させている可能性が高い．

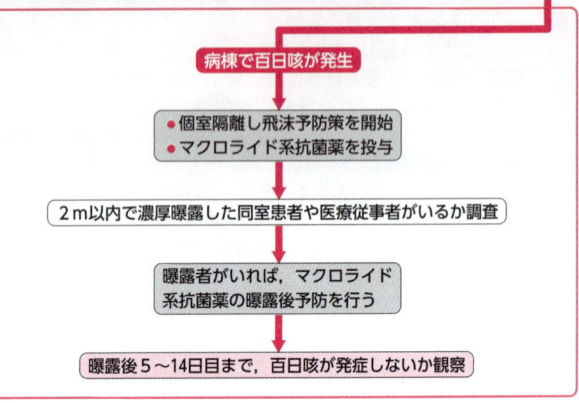

■発生時の病棟内の対応／治療終了までの流れ
百日咳

フローチャート

```
病棟で百日咳が発生
    ↓
● 個室隔離し飛沫予防策を開始
● マクロライド系抗菌薬を投与
    ↓
2 m以内で濃厚曝露した同室患者や医療従事者がいるか調査
    ↓
曝露者がいれば，マクロライド
系抗菌薬の曝露後予防を行う
    ↓
曝露後5～14日目まで，百日咳が発症しないか観察
```

ポイント

- 病棟で百日咳の患者を確認した場合は，その患者を個室隔離し，飛沫予防策を開始する．そして，マクロライド系抗菌薬を内服させる．
- 2 m以内で濃厚曝露した同室患者や医療従事者がいるかについて調査する．もし，曝露者がいれば，マクロライド系抗菌薬の曝露後予防を行う．
- アジスロマイシン水和物（ジスロマック®）であれば5日，エリスロマイシン（エリスロシン®）では14日の内服となる．

注意! 乳児はエリスロマイシン水和物による肥厚性幽門狭窄症の合併の可能性があるので，アジスロマイシン水和物を選択する．

- 曝露した人は，曝露後5～14日目まで百日咳が発症しないか観察する．

■発生時の病棟内の対応／治療終了までの流れ
クロストリジウム・ディフィシル感染症

フローチャート

抗菌薬投与中の患者が発熱と下痢を呈した

↓

CD抗原検査を実施

↓

- 「GDH（＋）＋トキシンA/B（＋）」はトキシン産生株の存在を示す
- 「GDH（＋）＋トキシンA/B（－）」は毒素非産生株もしくは毒素少量産生株の存在を示す．したがって，臨床症状からCD感染症を強く疑う場合にはトキシンが確認されなくてもCD感染症と診断してもよい
- 「GDH（－）＋トキシンA/B（－）」ではCDの関与は非常に低い

↓

- これまで使用していた抗菌薬を可能な限り中止
- 軽症～中等度のCD感染症患者はメトロニダゾールを10日内服
- 重症のCD感染症患者はバンコマイシン塩酸塩を10日内服

↓

症状が消失するまで感染性がある

CD（クロストリジウム・ディフィシル）

ポイント

- 抗菌薬が投与されている患者が発熱と下痢を呈した場合にはクロストリジウム・ディフィシル（CD）感染症を疑う．
- ほとんどのCDはトキシンAおよびBの両者を産生しているが，どちらかしか産生しない株もある．そのため，両者を検出できる検査が用いられている．
- トキシン検査の特異度は高いが（99％），感度は75％程度である．そのため，グルタミン酸脱水素酵素（GDH）も検出できる鋭敏な迅速検査が用いられている．GDHはすべてのCDが産生している基本的な酵素なので，毒素産生性と非産生性の鑑別はできない．
- 「GDH（＋）＋トキシンA/B（＋）」はトキシン産生株の存在を示す．「GDH（＋）＋トキシンA/B（－）」は毒素非産生株もしくは毒素少量産生株の存在を示す．この場合，臨床症状からCD感染症を強く疑う場合にはトキシンが確認されなくてもCD感染症と診断してもよい．「GDH（－）＋トキシンA/B（－）」ではCDの関与は非常に低い．
- 大腸ファイバーを実施して，偽膜性腸炎が確認された場合にもCD感染症と診断する．
- CD感染症患者では，それまで使用していた抗菌薬を中止するのが望ましい．軽症～中等度のCD感染症患者にはメトロ

> **ポイント**
> ニダゾール（フラジール®）を10日内服させ，重症ならばバンコマイシン塩酸塩（バンコマイシン®）を10日内服させる．下痢症状が消失しても10日の内服は完遂すべきである．
> - 症状が消失するまで「感染性あり」と判断するが，芽胞形成性病原体であるので，手洗いについては継続する．

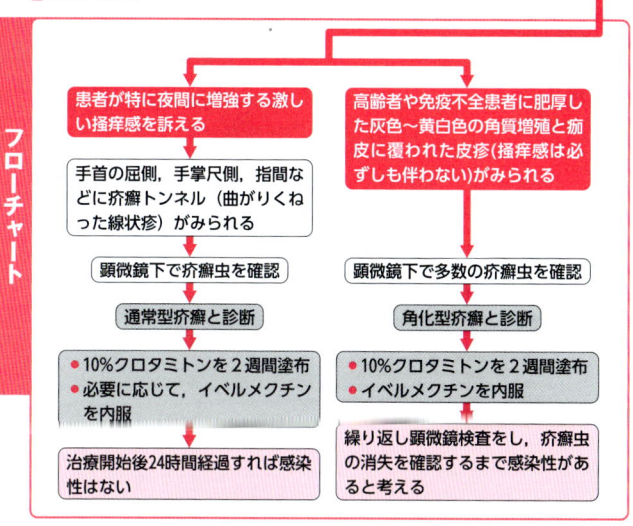

発生時の病棟内の対応／治療終了までの流れ
疥癬

フローチャート

```
患者が特に夜間に増強する激し          高齢者や免疫不全患者に肥厚し
い掻痒感を訴える                      た灰色～黄白色の角質増殖と痂
                                      皮に覆われた皮疹（掻痒感は必
                                      ずしも伴わない）がみられる
          ↓                                    ↓
手首の屈側，手掌尺側，指間な
どに疥癬トンネル（曲がりくね
った線状疹）がみられる
          ↓                                    ↓
顕微鏡下で疥癬虫を確認              顕微鏡下で多数の疥癬虫を確認
          ↓                                    ↓
  【通常型疥癬と診断】                   【角化型疥癬と診断】
          ↓                                    ↓
●10%クロタミトンを2週間塗布         ●10%クロタミトンを2週間塗布
●必要に応じて，イベルメクチン        ●イベルメクチンを内服
 を内服
          ↓                                    ↓
治療開始後24時間経過すれば感染      繰り返し顕微鏡検査をし，疥癬虫
性はない                              の消失を確認するまで感染性があ
                                      ると考える
```

ポイント

- 患者が特に夜間に増強する激しい掻痒感を訴える場合には，疥癬を鑑別診断に入れる．また，手首の屈側，手掌尺側，指間などに疥癬トンネル（曲がりくねった線状疹）がみられるかを確認する．顕微鏡下で疥癬虫を少数確認すれば，通常型疥癬と診断できる．
- 高齢者や免疫不全患者に肥厚した灰色～黄白色の角質増殖と痂皮に覆われた皮疹（掻痒感は必ずしも伴わない）がみられる場合には，角化型疥癬を疑う．顕微鏡下で多数の疥癬虫を確認すれば角化型疥癬と診断できる．
- 通常型疥癬の患者には顔面以外に10%クロタミトン（オイラックス®）を2週間塗布し，必要に応じてイベルメクチン（ストロメクトール®）を内服させる．角化型疥癬であれば，10%クロタミトンおよびイベルメクチンを用いて治療する．イベルメクチンは少なくとも7日をあけた2回以上の投与が必要である．
- 通常型疥癬は有効な治療が行われれば，24時間で感染性を失う．角化型疥癬ではきわめて多数の疥癬虫が寄生しているので，繰り返し顕微鏡検査をし，疥癬虫の消失が確認されるまで感染性があると考える．

2章
感染対策の基礎知識

標準予防策

考え方
- 患者の身体には、どのような微生物が存在しているか、その濃度も不明である。そのため、すべての患者の血液や体液、分泌物（汗を除く）、排泄物、粘膜や創傷皮膚などには、感染リスクのある微生物が含まれていると常に想定して対応する。

理由
- 感染が判明した患者にのみ感染対策を実施していると以下のことが起こりうる。
  - 結果が判明するまでの期間に感染が拡大する。
  - 検査では陽性にならない時期（ウインドウ・ピリオド）に感染が伝播する。
  - 未知の微生物など、検査で確認できない感染を防止できない。

実施項目とポイント
- 標準予防策の実施項目とポイントを表1に示す。

■表1　標準予防策の実施項目とポイント

項目	ポイント
手指衛生 (表2, 3)	● 目に見える汚れがないときは、擦式アルコール消毒薬にて手指を消毒する ● 目に見える汚染があるときは、流水下で液体石けんか消毒薬含有の液体石けんにて手を洗う ● アルコールの効きにくい微生物に接触した後は、流水下で液体石けんか消毒薬含有の液体石けんにて手を洗う ● 以下の場面では必ず手指衛生を行う 　● 患者に直接接触する前 　● 血液、体液、排泄物、粘膜、傷のある皮膚、創傷被覆材に接触した後 　● 患者の傷のない皮膚に接触した後 　● 患者の不潔部位ケアから清潔部位ケアに移るとき 　● 患者周囲の器材、備品に触れたとき 　● 個人防護具をはずした後
個人防護具 (表4)	● 血液・体液が飛散する可能性があるときに着用する ● 脱衣時は汚染に注意し着用区域で汚染を広げないよう廃棄する ● 個人防護具の選択は、ケアで生じる汚染の程度や飛散範囲などにより決定する（ICUや移植病棟での常時ガウン着用は不要） ● 環境や医療機器清掃には手袋を着用する

■表1 標準予防策の実施項目とポイント（つづき）

項目	ポイント
個人防護具 （つづき）	●着用上の注意 　●単回使用の個人防護具は再使用してはならない 　●2人以上の患者ケアに同じ個人防護具を継続着用してはならない 　●同一患者でも汚染部位から清潔部位にケアを移す場合は交換する
呼吸器衛生・咳エチケット	●咳やくしゃみは口鼻を覆いティッシュを使って飛散防止し，手指衛生するよう患者を指導し必要物品を配備する ●呼吸器感染症流行期は外来患者と同行者にマスク着用を指導する
患者の収容	●感染症の有無だけで決定しない ●分泌物や排泄物，創傷排膿など，微生物の施設内伝播の可能性がある場合は感染症や微生物の検出がなくても個室に収容する
使用後の器材処理	●感染症の有無で処理方法を変更してはならない ●汚染器材は密閉容器に収納し，汚染拡散を防止する方法で搬送する ●消毒や滅菌の前に必ず洗浄する（汚染残存では消毒や滅菌は不可能）
環境整備	●よく触れる環境表面は1日1回以上の清拭清掃を行う ●触れる機会の少ない環境表面は1日1回程度の清拭清掃を行う ●体温計やPHS，キーボードなどの電子機器類も接触頻度が高いので，毎日清浄化を図る ●多剤耐性菌やクロストリジウム・ディフィシル（clostridium difficile：CD），ノロウイルスなど，環境汚染が感染拡大に強く影響する微生物が検出された患者の病室や血液・体液汚染部分には，清掃剤だけでなく環境用消毒薬を使用する ●小児用玩具は洗濯や消毒のできる素材とし，定期的に実施する
リネン管理	●使用済リネン類は汚染拡散を防止できる方法で回収する ●血液・体液付着リネン類はすべて感染性のあるものとして取り扱う

実施項目とポイント

■表2　手指衛生設備の評価視点

✔	手指衛生設備の点検項目
	1. 手洗い専用水道があるか汚染器材洗浄用水道と区別している
	2. 手洗い専用水道周囲に使用済器材（洗面用品，経管栄養器材など）を放置していない
	3. 手洗い用水道の水栓は自動である
	4. 液体石けんが設置されている
	5. 固形石けんを使用していない
	6. 液体石けんは使いきりタイプである（詰替えは禁止）
	7. 水道の水流は手洗いに十分な水圧・水量である
	8. 手洗い手順のポスターが掲示されている
	9. ペーパータオルホルダーが設置されている
	10. 手拭用のタオルは使用していない
	11. ベッドサイドや処置用ワゴンに擦式アルコール消毒薬が設置されている
	12. 水道設備のないところには擦式アルコール消毒薬が設置されている
	13. 擦式アルコール消毒薬には期限が記載されている
	14. 擦式アルコール消毒薬には開封月日の記載があり期限切れはない

■表3　手指衛生技術の評価視点

✔	流水による方法	✔	擦式による方法
	1. 腕時計をはずしている		1. 腕時計をはずしている
	2. 手を濡らして石けんをとっている		2. 擦式アルコール消毒薬の十分量を手にとっている
	3. 石けん液を十分泡立てている		3. 指先より擦りこんでいる
	4. 指の間を洗えている		4. 指の間に擦りこんでいる
	5. 拇指周囲を洗えている		5. 拇指周囲に擦りこんでいる
	6. 爪の周囲を洗えている		6. 爪の周囲に擦りこんでいる
	7. 手首を洗えている		7. 手首に擦りこんでいる
	8. ペーパータオルでよく拭き取っている		8. 乾くまでよく擦りこんでいる
	9. 手動水栓はペーパータオルで包み閉栓している		

手技の点検項目

実施項目とポイント

■表4　個人防護具の脱衣方法
　　　（手袋，エプロン，マスク，アイシールド着用の場合）

手袋	① 手首あたりの表面をつまみ，指先に向け手袋が反転するように引きはがす	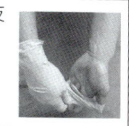
	② 脱いだ手袋を手袋をしている手で把持する	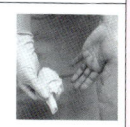
	③ 手指を手袋の内側に入れて手袋をつまみ，反転させ，把持手袋を包み込むように引きはがす	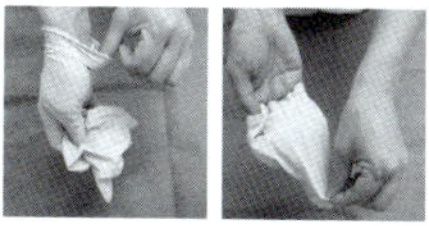
	④ 反転したまま廃棄し，手指衛生を行う	
エプロン	① 胸部分を持ち，前方へ引っ張り，首から切り離させる	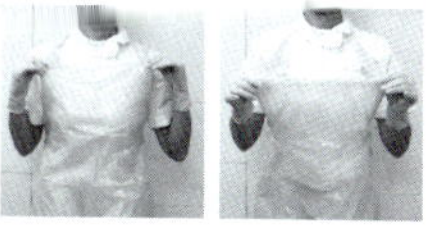
	② ちぎれた部分を垂らしたまま，腹部を持ち前方へ引きちぎる	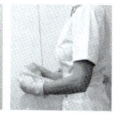
	③ 汚染表面が露出しないように小さくまとめ，廃棄し手指衛生を行う	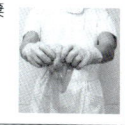
マスク，アイシールドなど	① 手袋をはずした手で，側頭部や耳周囲部分をもって顔面よりはずす ② 汚染面に接触しないよう廃棄し手指衛生をする	

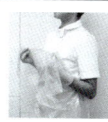

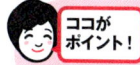

標準予防策

ココがポイント！
- 手袋を脱いだら手指衛生が必要！
- 手袋には目に見えないピンホールがあるうえ，脱衣時に手指は付着汚染物に触れている！

環境整備

考え方
- 療養環境は，微生物の温床とならないように衛生的に保守管理する必要があるが，清浄化の基本は環境消毒ではなく"清掃"である．
- 微生物殺滅を目的に，広範囲に消毒薬を噴霧・薫蒸したり，紫外線照射したりすることは推奨されない．

理由
- 噴霧消毒や広範囲の紫外線照射は，以下の理由により推奨されない．
  - 臨床的な清浄効果は不確実で環境整備されたといいがたい．
  - 作業者が薬品などに曝露する．
  - 噴霧した消毒薬の残留毒性が患者に影響を及ぼす可能性がある．
  - 患者や医療従事者は常在菌をもち，消毒しても室内の無菌性は維持できない．
  - 病室の壁などの付着菌と感染症の発生状況には関連性がない．

日常清掃のポイント

■病室環境の日常清掃
- 病室環境の日常清掃は，集塵クロスによる除塵と，水および清掃剤を含ませたモップ清拭による湿式清掃を行う．
- 清掃用モップの交換は，一定面積ごとか一定清掃時間ごとかなどのルールをつくる．
- 接触頻度や環境表面の汚染の程度，薬剤耐性菌の存在などに応じて，清掃回数や消毒薬使用の必要性を検討する（表1）．
- 病室内カーテンやブラインド，壁などは目に見える汚染があれば清掃する．
- 病室内の血液・体液汚染箇所を清掃する際は，個人防護具（手袋，エプロン〈ガウン〉，マスク，アイシールドなど）を飛散リスクに応じて着用する．
- 血液・体液汚染部分は，次亜塩素酸ナトリウム液を作用させて限局的に清拭消毒を行う．
- 清掃に使用する次亜塩素酸ナトリウム液は，つくりおきして何日間も使い続けたり，あいまいな希釈濃度や不衛生な希釈操作などをしたりしないよう管理する．
- 使用後のモップ先や清掃用クロスは，微生物に高度に汚染され汚染拡大のリスクがあるため，洗浄後に熱水消毒（80℃，10分間）し乾燥処理するか，次亜塩素酸ナトリウム液への30分間以上の浸漬消毒を行う．

日常清掃のポイント

- 清掃後に病棟で用手洗浄してかげ干ししたのみでは，モップ先に付着した種々の微生物が増殖し悪臭も放つなど，培地となるので十分注意する．

■表1　清掃における環境表面の区分と清掃ポイント

区分	主な対象物	ポイント
接触頻度が高く感染伝播リスクの大きい部分	ドアノブ，ベッド柵，床頭台，ナースコール，オーバーテーブル，医療機器表面の操作レバーやボタン，電灯のスイッチ，手すり，など	● 1日1回以上の入念な清拭清掃 ● 多剤耐性菌などの重要菌には第四級アンモニウム塩系の消毒薬やアルコールの使用を考慮する
接触頻度が低く感染伝播リスクの小さい部分	床，洗面台	1日1回程度の清拭清掃
	壁，カーテン，天井灯，ロッカーの上，窓，応接テーブルの上，など	定期的な清掃

環境整備

■多剤耐性菌検出患者の病室の場合

- 多剤耐性菌検出患者の病室であるという情報を清掃担当者にも正しく速やかに伝える．
- 接触感染対策に必要な個人防護具を着用して行う．
- 日常清掃の手順や内容は通常清掃と変わらないが，多剤耐性菌をもち出さないための注意事項を明記しておく．
- 通常の病院清掃剤の他に第四級アンモニウム塩系消毒薬などの使用も考慮してよいが，基本は清掃であるため高レベル消毒薬などは適用しない．
- 清掃用具は専用化し，多剤耐性菌の培地とならないよう使用後の洗浄消毒処理・衛生的保管を行う．
- 退院後清掃では，多剤耐性菌が病室環境に残存することのないよう，高頻度接触部位を中心に，ベッドはギャッジを上げて隅々まで清浄化を図るなどの徹底的な清掃を実施する．
- 退院後清掃の際は，必要に応じて環境培養検査を実施し清浄化を評価してもよい．

清拭清掃のポイント

- S字を描くよう一方向に清拭して拭き残しを防ぎ，後戻りしない（再汚染防止：図1）．
- 清潔部位から汚染（不潔）部位へと清拭を進める．
- 高いところから低いところへと清拭する．
- 汚れの少ないところから多いところへと清拭をする．

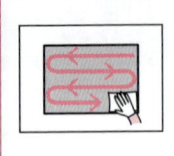

S字を描くように一方向へ

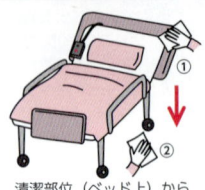

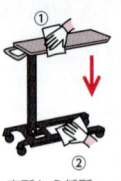

清潔部位（ベッド上）から不潔部位（床面）へ

高所から低所へ

■図1　清拭清掃のポイント

汚染エリアの環境整備

■汚染エリアの清掃
- 汚物処理室やトイレは，血液や体液，排泄物などが集合する場所であるため，微生物の伝播基地にならないよう毎日の徹底した環境整備が必要である．
- 汚染エリア清掃作業時も曝露防御のため個人防護具を飛散リスクに応じて着用する．
- 汚染エリア専用の用具にて行う．棒たわし，スポンジなどの使用後は低レベル消毒薬または洗剤で十分洗浄し，よく水を切って乾燥させ定期的に交換する．

リネン類の取り扱い

■リネン類の処理方法
- 使用済リネン類が直接，医療施設内の感染伝播に関与したとされる症例はきわめてまれであるが，微生物の培地になる可能性がある．
- 洗剤濃度や熱水温度，洗浄水の清浄度，工程時間などが不適切では，微生物汚染が残留したまま供給され，感染源となる可能性がある．
- 使用済リネン類の処理方法は常に同一方法を確保し，患者の感染症によって変えてはならない．
- 使用済リネン類が血液や体液で汚染している場合は，感染

> **ココがポイント!** 清拭用クロスが薄い素材や繊維構造の場合は汚染が裏面に染み透るため，クロスを裏返しての継続使用はできない．クロスに付着した汚物が再拡散する可能性がある！

リネン類の取り扱い

症の有無にかかわらず必ず個人防護具を着用して作業する.
- 使用済リネン類の仕分けや枚数確認を臨床現場で行うと,汚染拡散や汚染糸くずのエアロゾル産生を助長するので行わない.
- 使用済リネン類の洗濯には熱水消毒が最も推奨される(表2).
- 80℃以上の熱水消毒は,芽胞を除く病原性微生物のほとんどを死滅させる.
- マットレスは目に見える血液や体液付着がなくとも,発汗や不感蒸泄などで湿潤しているため,定期的な洗浄処理が必要である.

■ **リネン類の保管方法**
- 洗濯済リネン類の保管は,温度の変動が大きい場所や水周り,埃の多いところや扉のない棚などでは行わない.
- 洗浄処理後のマットレスの保管は,全体を包装し乾燥した衛生的な場所で行い,保管中に汚染を受けないよう管理する.

■ **小児用玩具の取り扱い**
- 共用する小児用玩具は最小限とし,洗濯やクリーニングが容易な製品を選択する.感染性胃腸炎や流行性角結膜炎など接触感染する感染症が流行している期間は玩具の共用は中止する.

■ **表2 使用済リネン類の処理方法**

方法	熱水消毒	消毒薬の添加	消毒薬への浸漬
	80℃以上の熱水使用	すすぎの際に消毒薬添加	洗濯前に消毒薬に浸漬
作業工程	① 通常の洗濯処理工程を実施し,リネン類に付着した汚染を除去		● 目視できる汚染がない場合:第四級アンモニウム塩または両性界面活性剤(0.1W/V%)に30分間浸漬 ● 血液・体液など汚染がある場合:次亜塩素酸ナトリウム(500〜1,000ppm)に30分間浸漬
	② 血液・体液汚染が落ちたら,80℃,10分間の熱水消毒	② すすぎの工程で次亜塩素酸ナトリウム(100〜200ppm)を加えて溜めすすぎを5分程度実施	
	③ すすぎや乾燥などの仕上げ工程	通常の洗濯工程を実施	

> **ココがポイント!** 感染症患者のリネン類をそのままホルマリンガス処理する方法は,殺菌の不確実性に加え残留ガスのリスクがある.熱水洗濯ができないときは,すすぎの工程で次亜塩素酸ナトリウムを加え消毒処理する.

医療廃棄物処理のポイント

■医療廃棄物の処理方法

- 感染症の有無で廃棄方法を変えたり，特殊な方法を講じたりしない．
- 注射針やアンプルなどの鋭利な器材は耐貫通性の専用容器に廃棄する．
- 医療廃棄物のうち，ヒトに感染するおそれのあるものが含まれるものを感染性廃棄物という（図2）．
- 感染性廃棄物の容器には規定のバイオハザードマーク（図3）を明示する．
- 感染性廃棄物は微生物培地となるので廃棄容器は蓋のあるものを選択し，廃棄物で汚染した手による開閉を避けるため，足踏みペダルで開閉できる構造が望ましい．

感染性廃棄物の判断フロー

【STEP1】（形状）
廃棄物が以下のいずれかに該当する
① 血液，血清，血漿および体液（精液を含む）（以下，「血液等」という）
② 病理廃棄物（臓器，組織，皮膚等）注1
③ 病原微生物に関連した試験，検査等に用いられたもの注2
④ 血液等が付着している鋭利なもの（破損したガラスくず等を含む）注3

→ YES → 感染性廃棄物

↓ NO

【STEP2】（排出場所）
感染症病床注4，結核病床，手術室，救急外来室，集中治療および検査室において治療，検査等に使用された後，排出されたもの

→ YES → 感染性廃棄物

↓ NO

【STEP3】（感染症の種類）
① 感染症法の一類，二類，三類感染症，新型インフルエンザ等感染症，指定感染症および新感染症の治療，検査等に使用された後，排出されたもの
② 感染症法の四類および五類感染症の治療，検査等に使用された後，排出された医療器材等（ただし，紙おむつについては特定の感染症にかかるもの等に限る）注5

→ YES → 感染性廃棄物

↓ NO注6

非感染性廃棄物

(注) 次の廃棄物も感染性廃棄物と同等の取扱いとする
・外見上血液と見分けがつかない輸血用血液製剤等
・血液等が付着していない鋭利なもの（破損したガラスくず等を含む）

注1 ホルマリン漬臓器等を含む

医療廃棄物処理のポイント

- 注2 病原微生物に関連した試験、検査等に使用した培地、実験動物の死体、試験管、シャーレ等
- 注3 医療器具としての注射針、メス、破損したアンプル、バイヤル等
- 注4 感染症法により入院措置が講ぜられる一類、二類感染症、新型インフルエンザ等感染症、指定感染症および新感染症の病床
- 注5 医療器材(注射針、メス、ガラスくず等)、ディスポーザブルの医療器材(ピンセット、注射器、カテーテル類、透析等回路、輸液点滴セット、手袋、血液バッグ、リネン類等)、衛生材料(ガーゼ、脱脂綿等)、紙おむつ、標本(検体標本)等 なお、インフルエンザ(鳥インフルエンザおよび新型インフルエンザ等感染症を除く)、伝染症紅斑、レジオネラ症等の患者の紙おむつは、血液等が付着していなければ感染症廃棄物ではない
- 注6 感染性・非感染性のいずれかであるかは、通常はこのフローで判断が可能であるが、このフローで判断できないものについては、医師等(医師、歯科医師および獣医師)により、感染のおそれがあると判断される場合は感染性廃棄物とする

環境整備

■図2 **感染性廃棄物の判断フロー**
(環境省大臣官房 廃棄物・リサイクル対策部:廃棄物処理法に基づく感染性廃棄物処理マニュアル〈平成24年5月〉より)

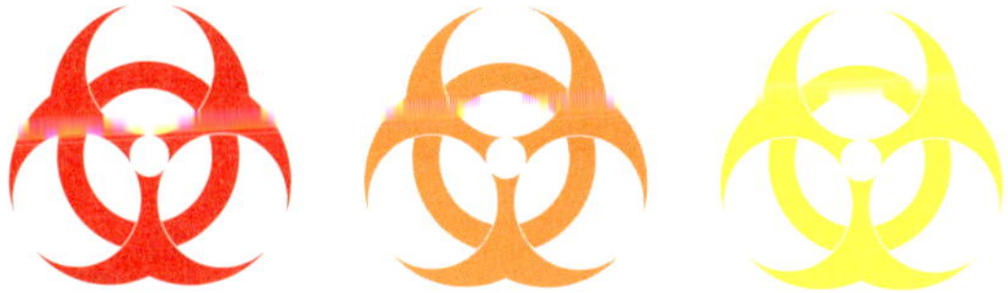

血液など液状または泥状のもの:赤色

血液付着ガーゼ等固形状のもの:橙色

注射針など鋭利なもの:黄色

■図3 **バイオハザードマーク**

感染経路別対策

考え方
- 感染経路別対策とは，標準予防策だけでは感染伝播を遮断できない場合に追加する対策である．
- 感染症や微生物が伝播する経路（表1）に応じて標準予防策に追加して実施する対策で，主として空気感染対策，飛沫感染対策，接触感染対策（表2）がある．

■表1 感染経路と主な病原微生物

感染経路	伝播様式	主な病原微生物
空気感染	● 空気中に浮遊し長距離でも感染性を保つ ● 同室患者や離れた場所の感受性のある人に吸入されて感染が成立する	● 結核菌 ● 麻疹ウイルス ● 水痘ウイルス
飛沫感染	● 呼吸器分泌物が，他者の呼吸器や粘膜に密接に接触（咳，くしゃみ，気道内処置等）することで拡散伝播する ● 長期間の空気中の浮遊はない	● インフルエンザウイルス ● 流行性耳下腺炎ウイルス ● アデノウイルス ● 風疹ウイルス ● 髄膜炎菌 ● 百日咳菌 ● ジフテリア菌 ● マイコプラズマ　など
接触感染	患者やその環境に直接または間接的に接触することで拡散伝播する	● 多剤耐性菌 ● 腸管出血性大腸菌 ● ノロウイルス ● ロタウイルス ● 疥癬（ヒゼンダニ）　など

■表2 感染経路別対策の項目とポイント

項　目		ポイント
空気感染対策	患者配置	下記条件の空気感染隔離室に収容する ● 1時間に6〜12回の換気ができる ● 室内空気の外部直接排気システム使用 ● 直接排気不能時はHEPAフィルター使用 ● 毎日，室内空気圧の監視 ● 隔離室の扉は常時閉鎖
	外来環境	● 他の患者との接触を回避するため隔離エリアへ誘導する ● 患者にサージカルマスクを提供し，早急に空気感染隔離室へ収容する

■表2 感染経路別対策の項目とポイント（つづき）

項目		ポイント
空気感染対策	個人防護具	●空気感染隔離室への入室者は全員N95マスクを着用する ●着用者は事前にフィットテスト[*1]を実施し着用技術を検証していることが望まれる
	患者搬送	●必要最小限とし，患者はサージカルマスクを着用する ●患者がマスクを装着したり，水痘や結核などによる皮膚病変を被覆したりしていれば，同行する医療従事者のN95マスクは不要である
飛沫感染対策	患者配置	●個室に収容する ●同じ病原微生物検出患者を同室に収容できる ●他患者と同室にする場合は下記条件とする 　●免疫不全など易感染患者との同室は避ける 　●ベッド間隔は1m以上とし，カーテンで遮って飛沫拡散を防御する 　●患者ごとに手指衛生し，個人防護具を交換する ●外来患者にはマスク着用と咳エチケット[*2]を指導する
	個人防護具	患者病室に入室する際は全員サージカルマスクを着用する
	患者搬送	●必要最小限とし，患者にはサージカルマスクの着用と咳エチケットを指導する ●患者がマスクを装着していれば同行する医療従事者のマスクは不要である
接触感染対策	患者配置	●個室に収容する ●同じ病原微生物検出患者を同室に収容できる ●他患者と同室にする場合は下記条件とする 　●免疫不全など易感染患者との同室は避ける 　●ベッド間隔は1m以上とし，カーテンで遮って接触の機会を防御する 　●患者ごとに手指衛生し，個人防護具を交換する ●外来患者は他患者との接触を回避し，速やかに診察室などに入室させる

57

考え方

■表2 感染経路別対策の項目とポイント（つづき）

項目		ポイント
接触感染対策（つづき）	個人防護具	●患者病室入室時には常に手指衛生して、手袋、ビニールエプロン（またはガウン）を着用する ●個人防護具脱衣後は手指衛生を遵守する ●脱衣後は周辺環境との接触を回避する
	患者搬送	●必要最小限とし、当該微生物検出部位を確実に被覆する ●検出部位の被覆が十分なされていれば、搬送中の個人防護具は不要だが、搬送先でのケアには新たに着用が必要である
	使用済み器材	●単回使用の製品を優先する ●器材は患者専用にする ●他患者に使用する際は、洗浄・消毒処理をする
	環境整備	高頻度接触部位や患者に近接する機器は1日1回以上の清拭清掃消毒を行う

[*1] フィットテスト：N95マスク着用時の密着度を評価するもので、甘味や苦みの感知の有無で判定する。評価試験に合格すれば装着技術やマスクサイズの適合性を確保できる（p.151参照）。
[*2] 咳エチケットはp.47参照。

実践のポイント

- 複数の感染経路を併せもつ感染症は、組み合わせて適用する。
- 診断前でも、特定の感染症が疑われる症状や徴候のある場合には、経験的予測に基づき感染経路別対策を開始する（例 結核が疑われる症状に対して確定前から空気感染対策を開始する）。
- 感染経路別対策を実施する際には、対象患者に生じる不安や精神的動揺などにも十分配慮する（例 個室に収容する、結核用微粒子マスクを着用する理由などの説明）。

■感染経路からみた感染症発生時の対応
入院患者に結核が発生

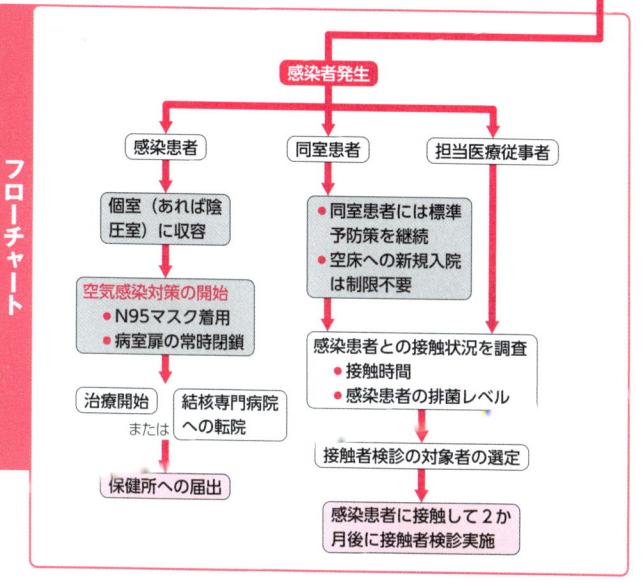

フローチャート

感染者発生

- 感染患者
  - 個室（あれば陰圧室）に収容
  - 空気感染対策の開始
    - N95マスク着用
    - 病室扉の常時閉鎖
  - 治療開始 または 結核専門病院への転院
  - 保健所への届出

- 同室患者
  - 同室患者には標準予防策を継続
  - 空床への新規入院は制限不要
  - 感染患者との接触状況を調査
    - 接触時間
    - 感染患者の排菌レベル
  - 接触者検診の対象者の選定
  - 感染患者に接触して2か月後に接触者検診実施

- 担当医療従事者

ポイント
- 結核菌は，空気中に浮遊し，長い距離でも感染性を維持しているため，同室患者や離れた環境下の感受性のある人に吸入されて感染する．よって空気感染対策が必要となる．
- 結核発生届は診断後，直ちに提出しなければならない．
- 結核患者に曝露した同室患者や医療従事者は，接触者検診が必要となる（p.151参照）．
- 接触者検診は保健所との連携のもとに行う．
- 結核菌の吸入を防御できるN95マスクは，正しく着用できているかを検証する必要がある（p.151参照）．

■感染経路からみた感染症発生時の対応
入院患者に麻疹が発生

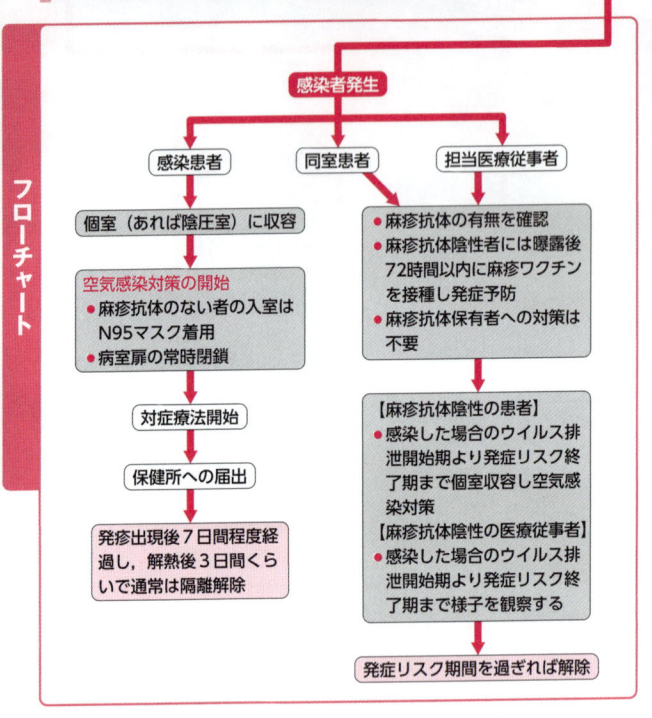

フローチャート

【感染者発生】

→ 感染患者 / 同室患者 / 担当医療従事者

感染患者
- 個室（あれば陰圧室）に収容
- 空気感染対策の開始
  - 麻疹抗体のない者の入室はN95マスク着用
  - 病室扉の常時閉鎖
- 対症療法開始
- 保健所への届出
- 発疹出現後7日間程度経過し，解熱後3日間くらいで通常は隔離解除

同室患者／担当医療従事者
- 麻疹抗体の有無を確認
- 麻疹抗体陰性者には曝露後72時間以内に麻疹ワクチンを接種し発症予防
- 麻疹抗体保有者への対策は不要

【麻疹抗体陰性の患者】
- 感染した場合のウイルス排泄開始期より発症リスク終了期まで個室収容し空気感染対策

【麻疹抗体陰性の医療従事者】
- 感染した場合のウイルス排泄開始期より発症リスク終了期まで様子を観察する

→ 発症リスク期間を過ぎれば解除

ポイント

- 麻疹ウイルスは，空気中に浮遊し，長い距離でも感染性を維持しているため，同室患者や離れた環境下の感受性のある人に吸入されて感染する．よって空気感染対策が必要となる．
- 接触者が麻疹抗体を十分に有していれば感染はしない．この場合，空気感染対策は不要となる．
- 麻疹抗体獲得のためのワクチン接種は2回法が推奨されている．

感染経路からみた感染症発生時の対応
入院患者にインフルエンザが発生

フローチャート

感染者発生

感染患者
- 個室に収容

飛沫感染対策の開始
- 手指衛生の徹底
- マスク，シールド着用
- 器材，用具などの専用化
- 室内環境整備の強化

治療開始

症状が消失し5～7日間経過すれば飛沫感染対策解除

同室患者
- 同室患者は無症状でも発症リスク期間中は飛沫感染対策実施
- ハイリスク患者への抗ウイルス薬予防投与
- 空床への新規入院や同室患者の他室への移動は発入院期間中禁止（3日間程度）

担当医療従事者
- 感染の可能性があるため常時マスク着用で就業
- インフルエンザワクチン接種者の予防内服は通常不要
- 疑似症状出現時は受診
- 発症時は就業停止（解熱後2日間または発症日より5日間）

- 発症者は感染患者と同じ対応
- 発症者増加時は病棟の新規入院を終息まで停止
- 発症者が続く場合は保健所に報告
- 新規発症者がいなくなり，有症状者の症状消失から3～7日間経過すれば通常稼働可能

入院患者に麻疹が発生／入院患者にインフルエンザが発生

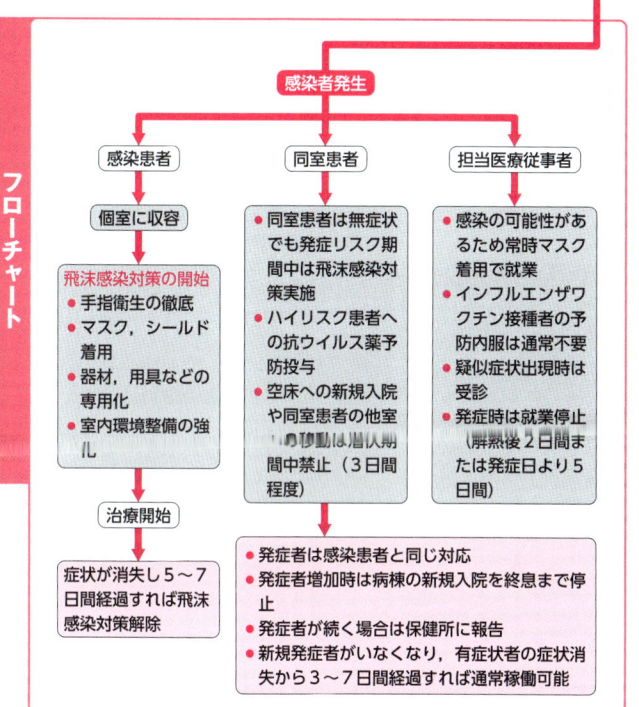

ポイント
- インフルエンザウイルスは感染者の呼吸器分泌物に潜み，咳やくしゃみなどにより他者の呼吸器や粘膜へ密接に接触することで伝播し感染させるため，飛沫感染対策が必要となる．
- 感染者の周辺環境に飛散しているインフルエンザウイルスが他者の手指に付着し，その手指で口腔や鼻粘膜に触れることで感染が拡大しうるため，高頻度接触部位を中心に，環境整備を徹底することがインフルンエンザの感染防止対策になる．
- 感染者の吸引処置や口腔ケア時に飛散するインフルエンザウイルスで感染しないよう，眼や口鼻腔の粘膜を保護するためのアイシールドやマスクを着用する．

感染経路からみた感染症発生時の対応
入院患者に感染性胃腸炎が発生

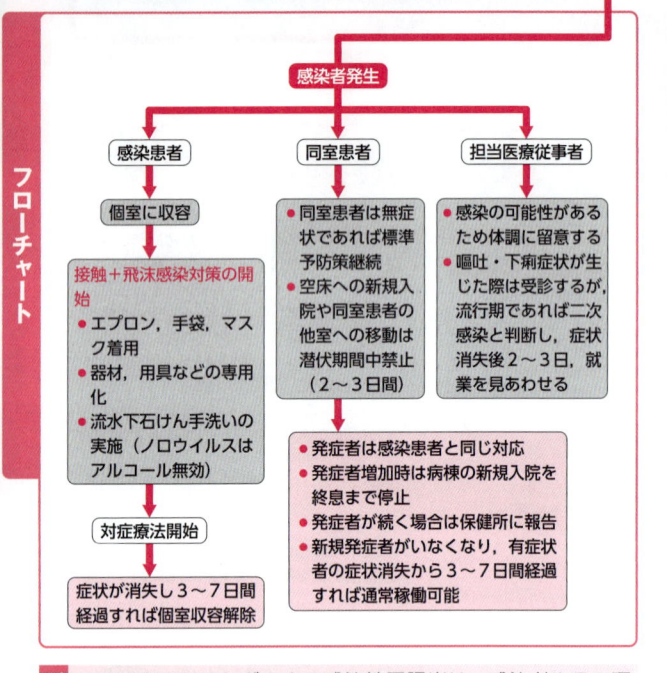

フローチャート

感染者発生

感染患者
- 個室に収容
- 接触＋飛沫感染対策の開始
  - エプロン，手袋，マスク着用
  - 器材，用具などの専用化
  - 流水下石けん手洗いの実施（ノロウイルスはアルコール無効）
- 対症療法開始
- 症状が消失し3～7日間経過すれば個室収容解除

同室患者
- 同室患者は無症状であれば標準予防策継続
- 空床への新規入院や同室患者の他室への移動は潜伏期間中禁止（2～3日間）

担当医療従事者
- 感染の可能性があるため体調に留意する
- 嘔吐・下痢症状が生じた際は受診するが，流行期であれば二次感染と判断し，症状消失後2～3日，就業を見あわせる

- 発症者は感染患者と同じ対応
- 発症者増加時は病棟の新規入院を終息まで停止
- 発症者が続く場合は保健所に報告
- 新規発症者がいなくなり，有症状者の症状消失から3～7日間経過すれば通常稼働可能

ポイント
- ノロウイルスなどによる感染性胃腸炎は，感染者やその環境に直接的または間接的に接触することでウイルスが拡散・伝播するため，接触感染対策が必要となる．あわせて，吐物処理やおむつ交換時のウイルス吸入防止のために，マスク着用などの飛沫感染対策も実施する．
- 感染性胃腸炎を起こすノロウイルスなどのウイルスは，アルコールが効きにくいため，流水下石けん手洗いを優先する．
- 感染者の病室内での嘔吐は，同室患者の二次感染リスクにつながるため，速やかに換気し，吐物付着物はすぐに洗浄消毒を行う．
- ノロウイルスは感染力が強く少数のウイルスでも感染症を引き起こすため，感染を疑う事例の発生時は迅速に隔離し，感染伝播経路を遮断することが集団感染防止に重要である．
- 集団発生時は早めに保健所に報告し連携する．

■感染経路からみた感染症発生時の対応
入院患者にクロストリジウム・ディフィシル腸炎が発生

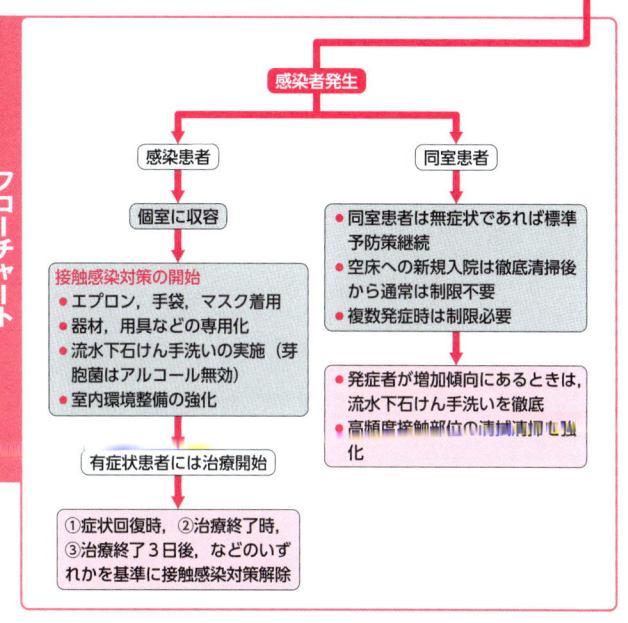

フローチャート

【感染者発生】

感染患者
→ 個室に収容

接触感染対策の開始
- エプロン，手袋，マスク着用
- 器材，用具などの専用化
- 流水下石けん手洗いの実施（芽胞菌はアルコール無効）
- 室内環境整備の強化

→ 有症状患者には治療開始

→ ①症状回復時，②治療終了時，③治療終了3日後，などのいずれかを基準に接触感染対策解除

同室患者
- 同室患者は無症状であれば標準予防策継続
- 空床への新規入院は徹底清掃後から通常は制限不要
- 複数発症時は制限必要

- 発症者が増加傾向にあるときは，流水下石けん手洗いを徹底
- 高頻度接触部位の清掃清拭も強化

ポイント
- クロストリジウム・ディフィシル（CD）は，感染者やその環境に直接的または間接的に接触することで拡散・伝播するため，接触感染対策が必要となる．
- CDは，芽胞菌でアルコールが効きにくいため，擦式アルコール消毒薬ではなく流水下石けん手洗いを優先する．
- 感染者の病室やトイレなどの環境は，多数のCDで汚染されているので，丁寧に清掃を実施する．
- 検査時の検体採取は十分量（5mL）を確保する．綿棒による拭き取りでは検査できない．

感染経路からみた感染症発生時の対応
入院患者に疥癬が発生

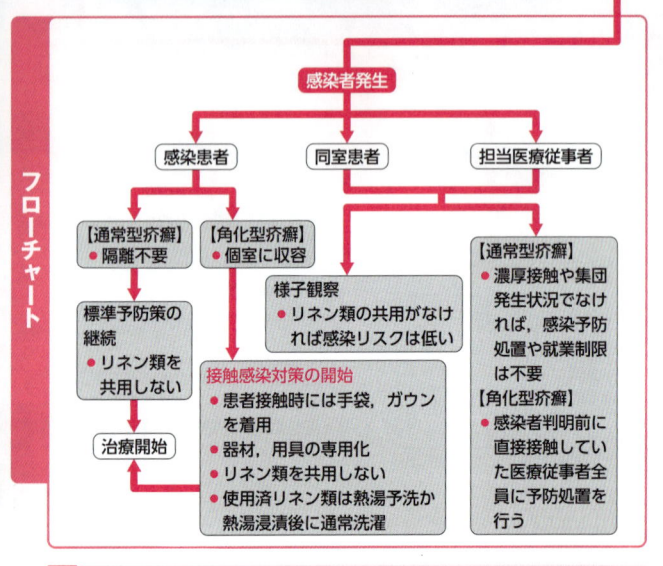

フローチャート

```
                        感染者発生
        ┌──────────────┼──────────────┐
      感染患者         同室患者       担当医療従事者
   ┌─────┴─────┐          │                │
【通常型疥癬】【角化型疥癬】 様子観察      【通常型疥癬】
・隔離不要   ・個室に収容  ・リネン類の共用がなけ ・濃厚接触や集団
                            れば感染リスクは低い   発生状況でなけ
                                                  れば、感染予防
標準予防策の                                      処置や就業制限
継続                      接触感染対策の開始      は不要
・リネン類を              ・患者接触時には手袋,ガウン
 共用しない                を着用                 【角化型疥癬】
                          ・器材,用具の専用化     ・感染者判明前に
治療開始                  ・リネン類を共用しない   直接接触してい
                          ・使用済リネン類は熱湯予洗か た医療従事者全
                           熱湯浸漬後に通常洗濯   員に予防処置を
                                                  行う
```

ポイント

- 疥癬は、ヒゼンダニが寄生して発生する皮膚感染症で、通常型と角化型がある。角化型はがん末期や免疫不全の患者などに発生するもので、寄生するヒゼンダニの数が100万匹以上に及ぶ重篤な病態を呈し、感染伝播リスクも高くなる。したがって、通常型は標準予防策で対応するが、角化型は接触感染対策を実施する。
- 疥癬は潜伏期間が1〜2か月と長いため、標準予防策が徹底されない状況下では感染者が判明したときには既に感染が拡大していることも少なくない。
- ヒゼンダニは乾燥に弱く、ヒトの体温以下では活動性がなくなる。そのため、床などの環境に落下したヒゼンダニの感染性は低い。
- 適切な治療開始後24時間を経過すると疥癬の感染力は失われるとされている。
- 病棟内で集団発生している場合は、伝播リスクのある患者について、症状の有無の聞き取りだけで判断せず、陰部も含め全身をよく観察し、感染の有無を専門的に判断して対応する必要がある。

感染経路からみた感染症発生時の対応
入院患者から多剤耐性緑膿菌を検出

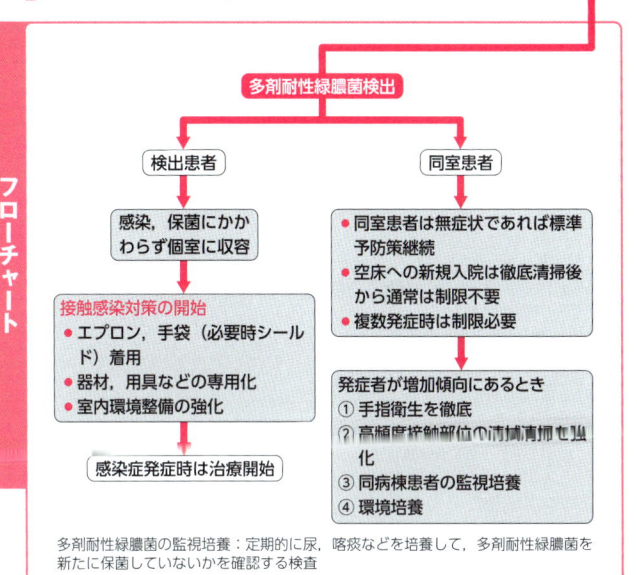

フローチャート

多剤耐性緑膿菌検出

【検出患者】
- 感染，保菌にかかわらず個室に収容

接触感染対策の開始
- エプロン，手袋（必要時シールド）着用
- 器材，用具などの専用化
- 室内環境整備の強化

感染症発症時は治療開始

【同室患者】
- 同室患者は無症状であれば標準予防策継続
- 空床への新規入院は徹底清掃後から通常は制限不要
- 複数発症時は制限必要

発症者が増加傾向にあるとき
① 手指衛生を徹底
② 高頻度接触部位の清拭清掃を強化
③ 同病棟患者の監視培養
④ 環境培養

多剤耐性緑膿菌の監視培養：定期的に尿，喀痰などを培養して，多剤耐性緑膿菌を新たに保菌していないかを確認する検査

ポイント
- 多剤耐性緑膿菌は，感染者やその環境に直接的または間接的に接触することで拡散・伝播するため，接触感染対策が必要となる．
- 多剤耐性緑膿菌は感染症を起こすと治療に有効な抗菌薬がないため，伝播拡大を阻止することが重要である．そのため，保菌状態であっても接触感染対策が推奨される．
- 感染者の周辺環境には多くの多剤耐性緑膿菌が飛散している．なかでも，医療従事者が診療や処置時によく触れる室内環境には大量に付着しているため，手指衛生を強化徹底するとともに，高頻度接触部位の清拭清掃回数を増やして環境の清浄化を徹底することが，伝播防止に重要である．
- 口腔ケアや吸引のような水分を有する器材の使用時や環境下では，緑膿菌などのグラム陰性桿菌が繁殖しやすい．常設しない，または必要最小限の配備にするよう注意する．

3章
洗浄・消毒・滅菌の基本

洗浄・消毒・滅菌

目的

- まずは「洗浄」「消毒」「滅菌」の違いを正しく理解することが基本である（表1）．
- 「洗浄」「消毒」「滅菌」は，異物や微生物などに対し，どこまで・どのようにアプローチするか（できるか）という点で明らかに違いがある．その器材（環境含む）がどのレベルまで求められるのかによって処理方法も変わってくることから，まずは「洗浄」「消毒」「滅菌」の違いを正しく理解する必要がある．
- また，その違いを理解することで，滅菌レベル・消毒レベルであっても必ず洗浄が必要であること，滅菌レベルではその前に消毒は不要であることなど，工程の基本を理解する．

■表1　洗浄・消毒・滅菌の定義

洗浄		対象物からあらゆる異物（汚物，有機物など）を物理的に除去すること
消毒	環境	細菌芽胞を除くすべての，または多くの病原体を殺滅すること
	生体	皮膚や粘膜表面に化合物（薬物）を塗布することにより，病原体数を減らすこと
滅菌		物質中の細菌芽胞を含むすべての微生物を殺滅除去すること

- 感染が成立する3つの条件は，①感染源，②感受性をもつ宿主，③感染経路である．「感染対策」は，これらの条件を満たさないようはたらきかけることであり，「洗浄・消毒・滅菌」は主に①にはたらきかける重要な対策である．

方法―スポルディングの分類

■スポルディングの分類

- スポルディングの分類では，使用目的と使用部位に対する感染の危険度に応じて器具を分類し，それに適応する処理方法を明示している（表2）．
- 「適切な処理方法」を選択・実施することで，必要とされる処理レベルに対し，過不足のない処理を行う．
  - 処理の不足（例 洗浄不足）：器材の機能の劣化や性能低下（剪刀が切れない，鉗子が開かないなど）にもつながる．また当然，感染の危険性が生じる．

> **ココがポイント！**　「スポルディングの分類」を十分に理解し，臨床現場で適切に運用する！

方法―スポルディングの分類

- **過剰な処理**（例 過剰な滅菌）：器材の傷みによる機能低下の可能性や，処理に費やす余分な人的・物的コストの問題などが生じる．
- 器材の形状や材質なども考慮し，適切な処理方法を選択・実施して，臨床現場で使用する器材の安全性（性能・機能保持を含む）を担保する．

■表2　スポルディングの分類と処理法

分類	使用目的や使用部位	処理方法	根拠	器材（例）
クリティカル	皮膚や粘膜を穿通，もしくは生体の無菌域に接触する器具類	滅菌	芽胞を含むあらゆる微生物で汚染された場合に感染の危険性が高い	・手術器材 ・心血管カテーテル ・針など
セミクリティカル	生体の粘膜や損傷皮膚に接触する器具類	高レベル消毒 中レベル消毒	正常粘膜は芽胞による感染には抵抗性を示すが，結核菌やウイルスなど，その他の微生物は粘膜感染する	・呼吸器回路 ・消化器内視鏡 ・体温計 ・水治療タンク
ノンクリティカル	創のない正常な皮膚のみと接触するか，患者と接触しない器具類	低レベル消毒 または 洗浄・清拭	無傷の皮膚はほとんどの微生物に対し効果的なバリアとして作用するため，無菌性は重大ではない	・便器・尿器 ・血圧測定用カフ ・聴診器 ・ベッドサイドテーブル

方法―洗浄

■**洗浄の必要性と効果**
- 器材の処理レベル（洗浄，消毒，滅菌）がいかなる場合でも，「洗浄」は絶対不可欠な処理工程である．その理由を下記に示す．
  - 器具に有機物や汚れが残存していると，消毒薬の不活化や滅菌剤の浸透阻害を生じ，消毒や滅菌が不十分になる可能性がある．

これはダメ！
- **洗浄せずに消毒薬に浸漬**：血液中の蛋白質が変性・凝固し，器材表面に固着し機能を障害する．
- **洗浄せずに高圧蒸気滅菌**：異物が固まり，錆が出やすくなり破損につながる．

方法―洗浄

- 十分な洗浄により滅菌前の汚染微生物数(初発菌数)を減少させておくことは,無菌性保証レベルを高くし確実な滅菌につながる.
- 洗浄により,機器類の性能の確保および機能の保持を図る.

注意! 洗浄の有効性:最も洗浄が困難な消化器内視鏡でも適切な洗浄により,汚染微生物数が平均4log(4桁:99.99%)以上減少することが明らかになっている.

■洗浄方法

- 洗浄方法には,「物理的作用」「化学的作用」を組み合わせ用手洗浄・浸漬洗浄・超音波洗浄・ウォッシャーディスインフェクター(WD)などがある(表3).

■表3 洗浄方法

方法	用手洗浄	浸漬洗浄	超音波洗浄	WD
		恒温槽使用		
作用機序	ブラッシング作用による汚れの除去	洗浄液に漬け込むことで汚れを除去	キャビテーション作用により汚れを剥離	シャワーリング効果と熱水消毒
特徴	・対象物に損傷を与えることが少なく,微細な器具に適する ・作業者の汚染曝露の危険性,周囲環境への汚染拡大の危険性がある	酵素洗浄剤使用の場合の管理は,温度(40〜50℃),浸漬時間(15〜20分)を守る	・他の機械や人の手では落とせない細かい汚染除去に有効 ・ネジの緩み,刃こぼれなどが生じる可能性があるため,実施後は点検する	循環する水をヒーターにより加熱し,熱水消毒することで,滅菌水準には達しないが,病原微生物による感染性は消失する

■洗浄における留意点

- 洗浄にあたっては表4に示した留意点を十分理解したうえ,安全に実施する.

■表4 洗浄時の留意点

- 汚染器材が発生したら速やかに処理する.処理までに時間を要する場合は乾燥防止を図る(表5)
- 汚染器材取り扱い専用の流し台を決めておく
- 作業者はビニールエプロン(ガウン),手袋,マスク,アイシールド(ゴーグル)などの個人防護具を使用し曝露防止を図る
- 水道蛇口下に専用容器を置き容器内に水を溜めて,その中で付着物を除

■表4 洗浄時の留意点（つづき）

去してからブラッシングする
- 洗浄のみの器材は，速やかに乾燥させる
- 洗浄に使用するブラシ・スポンジはよく洗浄し乾燥・保管する．適宜交換（傷みや汚染を認めた場合）する（または定期的な交換）
- 作業が終了したら素早く個人防護具をはずし，手指衛生を行う

■表5 器材の乾燥防止策

方法	特徴（留意点）
予備洗浄用スプレー洗剤	原液のまま使用でき簡便だが，散布むらが生じやすいため，むらが生じないよう散布方法を徹底する
酵素洗浄剤への浸漬	乾燥防止には最も確実な方法
水への浸漬	●分散性や分解能力がない：分解・溶解・再付着防止など十分な効果が得られない場合もある ●防錆性がない：長時間浸漬すると錆の発生頻度が高くなる

■消毒方法とその選択

- 消毒方法には，化学的消毒法と物理的消毒法がある（表6）．
- 消毒方法の選択では，まず「熱の利用」を考え，熱水消毒を選択する．湿熱を用いた消毒法は浸透力が強く効果が確実であり，また化学物質を用いないので安全である．熱の利用が不可の場合に消毒薬を選択する．

注意! 高レベル消毒を必要とする器材：設備などの理由で熱水消毒はできないが，高圧蒸気滅菌が可能な場合は，消毒薬より優先して高圧蒸気滅菌を選択する．

■表6 消毒方法

化学的消毒法	
気体	オゾン殺菌法など
液体	各種消毒薬による方法
物理的消毒法	
煮沸法	沸騰水の中で15分以上煮沸する方法
流通蒸気法	100℃の加熱水蒸気中に30〜60分放置する方法
間歇法	80〜100℃の熱水または水蒸気中に1日1回，30〜60分ずつ3〜6回加熱を繰り返す方法
紫外線法	紫外線装置を使用する方法
熱水消毒	80℃，10分間の熱水処理を基本とする方法

ココがポイント！　耐熱性の器材は，まず熱水消毒を選択する！

方法―消毒

■消毒薬の分類

- 米国では，無生物体を対象に使用する消毒薬を「disinfectants（環境消毒薬）」，生体を対象にする消毒薬を「antiseptics（生体消毒薬）」と称し区分している．
- 日本では明確な区分がなされていないため，適応などについてはより留意する．
- スポルディング（E.H.Spaulding）は，消毒薬による処理可能な微生物の分類から，消毒薬を，①高レベル消毒，②中レベル消毒，③低レベル消毒の3つに分類した（表7）．

■表7 消毒薬の分類

レベル	効力	消毒薬（例）
高レベル消毒	芽胞が多数存在する場合を除き，すべての微生物を死滅させる	グルタラール，フタラール，過酢酸
中レベル消毒	結核菌，栄養型細菌，ほとんどのウイルス，ほとんどの真菌を殺滅するが，必ずしも芽胞を殺滅しない	次亜塩素酸ナトリウム，ポビドンヨード，エタノール，クレゾール石けんなど
低レベル消毒	ほとんどの栄養型細菌，ある種のウイルス，ある種の真菌を殺滅する	ベンザルコニウム塩化物，ベンゼトニウム塩化物，クロルヘキシジングルコン酸塩，アルキルジアミノエチルグリシン塩酸塩

■消毒薬使用上の留意点

- 消毒薬の使用時は，消毒前の洗浄を十分に行っておくこと，目的にあった消毒薬を選択すること，適切な管理のもとに使用することなど，多くの留意点があり（表8），確実に守り安全に使用する．

■表8 消毒薬使用上の留意点

留意点	根拠
消毒対象物に適した消毒薬と消毒法を選択する	
・目的に応じた適切な消毒薬を選択する ・対象物の材質に適応した消毒薬を選択する ・薬液と十分に接触するよう消毒方法を工夫する	・消毒薬には抗微生物スペクトル[*1]がある ・消毒薬のなかには金属・樹脂などを腐食，変質，変色させるものがある ・対象物の構造（内腔があるなど）によっては，接触しにくく消毒不良になる可能性がある

ココがポイント！ 消毒薬使用時の三原則である「濃度・温度・時間」に関し，規定された条件を守ることは基本!

■表8 消毒薬使用上の留意点（つづき）

留意点	根拠
消毒薬を正確に調製し，浸漬時間を守る	
● 定められた希釈を行い，正しい濃度で使用する ※市販消毒薬の原液濃度に注意する ※希釈の計算方法はp.74参照 ● タイマーなどを使用し浸漬時間を守る	● 「高濃度」では多大な副作用の危険性，「低濃度」では効果が不十分な可能性などがある ● 浸漬時間の超過は器材を傷める可能性があり，短すぎると効果が不十分な可能性がある
前洗浄を十分に行う	
洗浄剤などを用い，十分に洗浄する（p.69参照）	● 血液などで汚染していると効力が減弱する ● 消毒薬の蛋白凝固力により残存血液などが凝固する 　→消毒薬の浸透阻害：消毒対象物の表面と消毒薬が接触できず消毒不良となる
消毒薬の副作用・毒性	
● 消毒薬の使用は最小限にする ● 個人防護具（手袋，マスクなど）を適切に用いる	消毒薬は基本的に生体に対して毒性をもつ化学物質である
消毒薬の保管・廃棄方法	
保管	
● 熱や直射日光を避けて保管する ● 指定された保管方法を守る	● 消毒薬は化学的に不安定なものがある ● 次亜塩素酸ナトリウムなどでは，冷所保存（15℃以下）のもの，常温保存のものなど，メーカーにより違いがある場合がある
使用時	
● 未開封でも，表示された使用期限を超過した消毒薬は使用しない ● 消毒薬ボトルを開封したときは，開封日（または期限期日）を忘れずに明記する ● 使用時には蓋を汚染しない，蓋をすばやく確実に閉める，蓋を汚染した場合には廃棄する	● 施設で決めた使用期限を目安に管理する ● 使用状況により，消毒薬汚染の可能性がある ● 抵抗を示す菌が混入し，微生物汚染を受ける可能性が高い

■表8　消毒薬使用上の留意点（つづき）

留意点	根拠
使用時（つづき）	
● 低レベル消毒薬を含浸した綿球（ガーゼ）は，調製後24時間以内の使用とする	綿球やガーゼに吸着し，濃度低下をきたす可能性がある
廃棄	
● メーカーへの確認や，製品安全データシートに記載される方法に基づき適正に廃棄する ● 水質汚濁防止法による規制や，下水道法の排水基準に従う	廃棄にあたり，廃水処理設備の活性汚泥や環境全般に与える影響に配慮する必要がある 例 フェノール類：5 ppm以下

*1 抗微生物スペクトル：効果のある微生物の種類の範囲のこと．

《消毒薬の濃度管理》
- 計算式を理解すれば簡単である．正しく濃度管理を行うことが重要．
- 【A】％の消毒薬を希釈して【B】％の消毒薬を【Y】mL作成したい場合，必要な原液の量【X】mLを求める計算式は以下のとおり．

$$【X】 = 【Y】 × 【B】 / 【A】$$

例 6％の次亜塩素酸ナトリウムを希釈して0.1％の溶液を1,000mL作成する場合に必要な消毒薬（原液）の量は？
1000×0.1／6≒16.7（mL）
→6％次亜塩素酸ナトリウム約17mLに水983mLを加えて1,000mLにする．

■滅菌方法とその選択
- 主な滅菌方法を表9に示す．
  - 滅菌方法の選択では，高圧蒸気滅菌を最優先する．高圧蒸気滅菌は芽胞に対する効果が確実であり，残留毒性がなく作業者も安全で，経済的といった特徴がある．
  - 高圧蒸気滅菌を用いることができない場合において，低温滅菌法であるエチレンオキシドガス滅菌（以下，EOガス滅菌），過酸化水素ガスプラズマ滅菌などを用いる．
  - 材質の適合性を考え，適切な滅菌方法を選択する（図1）．

> **ココがポイント！** 頻回に使用する消毒薬は「希釈早見表」を作成し，張っておくと確実な濃度管理ができる！

■表9　主な滅菌方法

滅菌方法	作用機序	特徴
高圧蒸気滅菌	高温加熱による細胞蛋白の不可逆的変性	● 耐熱，耐湿性の器材が対象 ● 残留毒性がなく，比較的短時間で確実な滅菌が可能 ● 空気排除を完全に行わないと滅菌不全を起こす ● 無水油，粉末には不適
EOガス滅菌	EOガスによる，微生物を構成する蛋白質のアルキル化	● 低温作用にてさまざまな材質に適応可能 ● 残留毒性があるため，エアレーション（空気置換）が必須
過酸化水素ガスプラズマ滅菌	高周波エネルギーと過酸化水素を組み合わせてプラズマ状態をつくり出し，遊離基（フリーラジカル）の作用で殺滅	● 残留毒性がなく，エアレーションは不要 ● 天然繊維製の紙，綿製品，スポンジ，ゴム，液体製品は滅菌不可
放射線滅菌	電離放射線（γ線や電子線）の照射	● 医療機器メーカーなどで採用されている方法

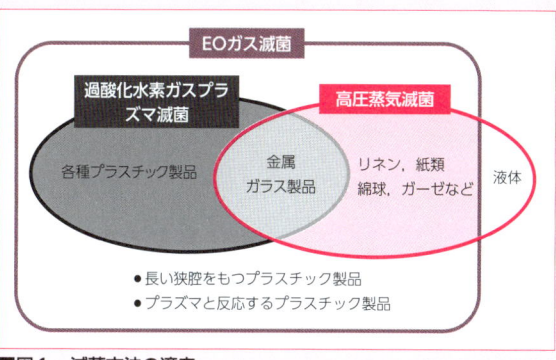

```
                    EOガス滅菌
  過酸化水素ガスプラ                高圧蒸気滅菌
    ズマ滅菌

                         金属      リネン，紙類
   各種プラスチック製品    ガラス製品  綿球，ガーゼなど    液体

● 長い狭腔をもつプラスチック製品
● プラズマと反応するプラスチック製品
```

■図1　滅菌方法の適応

ココがポイント！

- 臨床現場で使用する器材とはいえ，すべての器材を滅菌する必要はない．
- スポルディングの分類に則り，滅菌が適応されるかどうか判断し実施する．

方法―滅菌

■滅菌における留意点

- 被滅菌物は，まず十分に洗浄を行い，乾燥させてから滅菌する．
- 滅菌工程確認のための各インジケータ（物理的・化学的・生物学的）を適切に用い，滅菌状態を確認する[*2]．

[*2] 各インジケータについては『医療現場における滅菌保証のガイドライン2010』（日本医療機器学会；2010）を参照．

※臨床現場での使用時の確認事項はp.94参照．

- 使用目的や使用頻度に合わせた包装材料（滅菌バッグ，滅菌コンテナ，不織布など）を選択する．
- 滅菌バッグの運用を適切に管理する（表10）．
- EOガスは特定化学物質の第2類物質である．よって，EOガス滅菌では，「特定化学物質障害予防規則」に則った管理，例えば作業環境測定，定期的な作業者の健康診断などが要求される．

■表10 滅菌バッグ使用時の留意点

器材の大きさに適応する滅菌バッグの選択
● 大きすぎる：滅菌不良，保管時に破損するなどの可能性が高くなる
● 小さすぎる：滅菌工程で破損する可能性が高くなる，使用時に不潔にしてしまう可能性が高くなるなど

期限切れの滅菌物を再処理する場合は滅菌バッグは新しいものに交換
● 再滅菌すると滅菌バッグのシールの強度が低下し，パンクが発生しやすくなる
● 紙面の空気透気量が増加し，菌も通過しやすく滅菌保持が困難となる

- 滅菌器に入れる際には，詰め込みすぎないよう，基準量や積載の方法を守る．
  - 滅菌器の積載量：滅菌器の容積量に対し，高圧蒸気滅菌器は70%，EOガス滅菌は30～50%．

方法―管理

■一元管理

《臨床現場での器材の流れ》

- 臨床現場では多種多様な器材が使用される．そのなかの一つに「医療施設内で再生処理する鋼製小物」がある．その器材の運用（図2）を理解し確実に実施する．

《一元管理の重要性》

- 鋼製小物の処理は，一部特殊な場合を除き，一元管理が推奨される．
- 一元管理では専門職員が洗浄を担うため，汚染拡散や職業感染のリスクの低減，高い品質管理，マンパワーの有効活用などが可能となる．

方法―管理

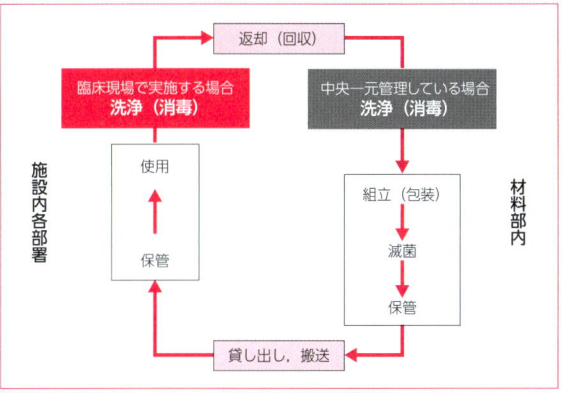

```
                    ┌──────────────┐
           ┌────────│ 返却（回収）  │◄────────┐
           ▼        └──────────────┘         │
   ┌──────────────┐              ┌──────────────┐
   │臨床現場で実施する場合│              │中央一元管理している場合│
   │  洗浄（消毒） │              │  洗浄（消毒） │
   └──────────────┘              └──────────────┘
           │                              │
           ▼                              ▼
        ┌────┐                        ┌────────┐
        │使用│                        │組立（包装）│
        └────┘                        └────────┘
           ▲                              │
           │                              ▼
        ┌────┐                         ┌────┐
        │保管│                         │滅菌│
        └────┘                         └────┘
           ▲                              │
           │                              ▼
           │                           ┌────┐
           │                           │保管│
           │                           └────┘
           │                              │
           └──────┌──────────────┐◄──────┘
                  │ 貸し出し，搬送 │
                  └──────────────┘

 施設内各部署                          材料部内
```

■図2　施設内で再生処理する鋼製小物の流れ

- 一元管理においてWDなどの機器を用いることで，さらなる効果が期待できる．

《一元管理に向けた取り組みにおける留意点》

- 施設長以下の理解と方針決定に基づき，全施設的に取り組む．
- 滅菌供給部門側（例 材料部）と臨床現場側の両側面で，無駄な器材管理がないか，業務整理に取り組む．
  - 例 診療科あるいは病棟によって異なる器械器材セットの標準化．
  - 例 器材の単包化や単回使用器材の導入．
- 業務改善に必要な費用の試算をする．
  - 例 再使用鋼製小物の追加購入，大型洗浄器の導入．
- マンパワーの調整では外部委託の導入なども考慮する．
- 一度に全施設的な一元管理ができない場合，現状を分析し限定した範囲から始め，その結果を評価し拡大していくなど，戦略的に取り組む．

洗浄・消毒・滅菌

内視鏡の適正管理

概要

■内視鏡の管理

《臨床現場における内視鏡》

- 内視鏡は「診断」のみならず「治療」分野での使用が飛躍的に発展し,臨床現場のさまざまな場所・場面で使用されている.
- 内視鏡は大別すると硬性鏡と軟性鏡に分類され,前者には腹腔鏡,胸腔鏡などがあり,後者には消化器内視鏡,気管支鏡などがある.また,膀胱鏡のように硬性鏡と軟性鏡の両タイプあるものもある.
- 臨床現場において,内視鏡の有用性は確立し高度医療を支える不可欠な医療機器といえる.

《適正管理のために必要な内視鏡関連の知識》

- 「医療施設において最も感染リスクが高いのは内視鏡である」といわれるように,内視鏡は他の機器に比べ取り扱いが困難な点が多い(表1).よって,より一層,徹底した管理が行えるよう,自施設における管理マニュアルを作成する.
- 内視鏡の管理では,消化器内視鏡・気管支鏡といった「内視鏡本体(スコープ)」と,処置などに使用する「処置具」とよばれる器材の管理が重要である.
- **内視鏡本体**:セミクリティカル器材であり「高レベル消毒」が必要である.その処理工程を確実に実施する.また,高レベル消毒薬の管理,高レベル消毒薬を使用する洗浄室の環境管理が重要となる.
- **処置具**:無菌の組織に挿入するため「滅菌」が必要である.材質や構造に適合した滅菌方法を選択し確実に滅菌する.滅菌前の洗浄では,コイル状であるなど洗浄しにくい形状の器材が多いため,酵素製剤の使用や超音波洗浄器を用い十分に洗浄する.
- 内視鏡検査や処置では,体液・血液などによる汚染の可能性が高い.その環境整備とともに,曝露防止対策として防護具を適正に使用する.

■表1 内視鏡処理の一般的な特徴

構造	複雑で細かな部品や内腔をもつなど,処理がしにくい
材質	非耐熱性の材質が多く,熱処理が適応できない場合も多い
運用	同日に同一機器を複数回使用するため,処理時間の短縮が要求される
費用	適正処理に消毒薬やマンパワーなどがかかる

処理方法

■ 内視鏡本体の処理過程
- 一般的な処理過程の6段階を表2に示す.
- 内視鏡の高レベル消毒は,消毒薬の曝露防止や洗浄・消毒の均一化のため,管理された自動洗浄消毒装置(図1)を用いることが効果的である.

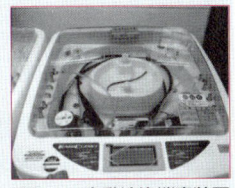

■ 図1　自動洗浄消毒装置

■ 表2　内視鏡の処理手順

手順	処理
① 内視鏡のチェック	使用直後に外表面に傷や変形がないかをチェックする
② 洗浄 ベッドサイド	●機器の外表に付着した血液や粘液を濡れガーゼで拭き取る ●200mL以上の洗浄液を吸引し,各チャンネル内を十分に洗浄する ●送気・送水チャンネルに水と空気を交互に送り清掃する
洗い場	●漏水テストを行う ●外表面,送気・送水ボタン,吸引ボタン,鉗子栓を洗浄する ●吸引・鉗子チャンネル内を十分にブラッシングする
③ 高レベル消毒	●内視鏡全体を浸漬し各孔にも消毒薬を注入する ●消毒薬への浸漬時間を厳守する
④ すすぎ	内視鏡の外表面を流水下で十分に水洗いし,その後水滴を拭き取る
⑤ 乾燥	●強制エアを用いるか,吸引または送気操作を十分に行い乾燥させる ●エタノールを各チャンネルに注入する
⑥ 保管	●常温,常湿でかつ直射日光の当たらない清潔な場所に保管する ●内視鏡を巻いたり横にしたりせずに垂直にかけておく

内視鏡の適正管理

> **ココがポイント!**　自動洗浄消毒装置を用いる場合も,使用前にスコープの用手洗浄は必ず必要!

処置具の処理過程

- 処置具（図2）の処理手順を表3に示す．
- 処置具の処理不良は大きな事故にもつながる可能性がある．その根拠を理解し，確実に実施する．

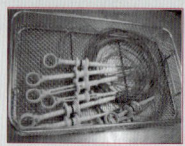

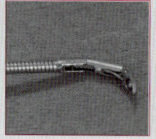

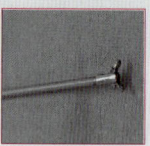

■図2　処置具

■表3　処置具の処理手順

処理方法	根拠
使用後，直ちに洗浄液に浸漬する ※洗浄液は中性または弱アルカリ性の酵素洗浄剤を用いる	● 汚染物質が乾燥すると除去しにくくなる ● 被洗浄物に対する影響が少なく，蛋白分解能力がある
管腔のある処置具は，洗浄ポートより洗浄液を満たす	管腔内に十分に洗浄液が満たされなければ洗浄不良となる可能性がある
必ず超音波洗浄を行う	処置具の開閉部分やワイヤーの隙間にはブラシが入らず，汚れを十分に除去できない
可動部のある処置具は洗浄後に潤滑剤を塗布する 　例 ポリペクトミースネア，ホットバイオプシー鉗子，クリップ装置など	シースとワイヤーの摩擦を小さくし，動きをスムーズにする ※潤滑剤は高温でも安定しており，高圧蒸気滅菌しても潤滑効果は維持される
洗浄後は，必ず滅菌する ※滅菌前に管腔内の水分を除去する	内視鏡処置具は，粘膜を通過して無菌組織に入る．スポルディングの分類では「クリティカル」に分類されるため，滅菌が必要
適切な温度・湿度の管理された清潔な棚などに保管する	滅菌バッグ内の無菌性は濡れ，汚れ，破損により破綻する
単回使用の処置具は，使用後適切に廃棄する	再使用禁止のため

その他

1．送水ボトル

- 送水ボトルは使用後に洗浄と乾燥を毎日行い，少なくとも週1回滅菌する（図3）．滅菌ができない場合は，次亜塩素酸ナトリウム液による消毒を毎日行う．
- 送水ボトルは水に由来する*Pseudomonas*属をはじめとし

た細菌が増殖し，感染源になることが報告されている．

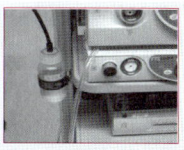

■図3　送水ボトル

2．環境管理
内視鏡室の全体的な清掃
- 検査室内は常に清掃し，見た目に汚れのない清潔な状態にしておく．
- 光源，付属の吸引設備，流し台などはアルコールガーゼなどで清拭・消毒する．
- 大腸内視鏡検査においてはトイレを汚染しやすいので頻繁に清掃する．
- 床の清掃に消毒薬は必要ないが，洗浄剤を用いて清潔にしておく．血液や消化管内容物で汚染された床は，ペーパータオルなどで拭き取り，次亜塩素酸ナトリウム液などの適切な消毒薬で消毒する．

検査ベッド
- 検査ベッドは，処置操作による体液などの飛散や医療従事者の汚染した手袋による接触などで汚染しやすい（図4）．
- 単回使用のシーツなどでベッドを覆い，検査ごとに交換する．

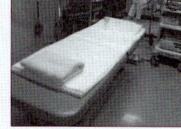

■図4　検査ベッド

洗浄・消毒エリア
- 高レベル消毒薬を使用するため，強制排気装置の使用など，十分な換気に留意する．
- グルタラールの曝露限界値0.05ppmを超えないような環境対策を行う[*1]．

[*1] 日本で認可されている高レベル水準消毒薬はいずれも蒸気での比重は空気より重い．したがって，強制排気口の設置は低い位置，もしくは洗浄装置の蓋の付近が望ましい．

- 医療従事者の防護具の使用を徹底する．
- 洗浄時の飛散防止および，スコープの折れ曲がり防止のため，洗浄用の流し台は十分な広さと深さのあるものがよい．

3．医療従事者の基本的防護策
- 内視鏡処置や検査は体液・血液曝露の可能性が高い．内視鏡における感染リスクを十分に理解し確実な防護策を行う．
- 内視鏡処置や検査においても，標準予防策の考えに基づく

処理方法

防護策が基本である.
- **手袋**:汚染された手袋で周辺機器などを汚染しないよう,適切なタイミングではずす.
- **ガウンなど**:汚染予測の程度により,ガウンやビニールエプロンなどを使い分ける.
- **マスク**:
  - 通常はサージカルマスクを使用する.
  - 内視鏡の消毒においてグルタラールを使用の場合は,蒸気吸入を防護するためグルタラール専用のマスクを使用する.
  - 結核を疑う患者の気管支鏡ではN95タイプマスクを使用する.
- **ゴーグル**:体液などの飛散のリスクを考慮し,眼の保護にも十分に注意する.

4. 内視鏡の高レベル消毒薬の管理

- 内視鏡の高レベル消毒薬として厚生労働省から承認されているものは,過酢酸,グルタラール,フタラールの3剤である.
- 消毒薬の使用期限は,経時的な分解や水による希釈などを考慮して決める.適宜,濃度をチェックする.

例 内視鏡自動洗浄装置使用の場合の期限の目安
- **過酢酸**:25回もしくは7〜9日間.
- **グルタラール**(3.5%製品):50回もしくは28日間.
- **フタラール**:30〜40回.

器材の処理方法

- 看護用具および器具・器材の清潔管理の方法を，表1に示す．

■表1 器材の処理方法

分類	器材・器具名	処理方法	備考
栄養関連	経管栄養セット（投与容器，投与チューブ）	[投与容器] ・洗浄後に0.01％次亜塩素酸ナトリウムに1時間浸漬消毒後，乾燥，または次回使用時まで浸漬 ・円筒型投与容器は食器洗浄機（80℃，10秒間など）を使用してもよい	本来，単回使用器材である．施設内で運用手順を決め遵守する
栄養関連		[投与チューブ] 洗浄後に0.01％次亜塩素酸ナトリウムに1時間浸漬消毒後，乾燥，または次回使用時まで浸漬	チューブの内腔は洗浄困難なため，使い捨てとするのが望ましい
呼吸器関連	喉頭鏡	[ハンドル] 水拭きで汚染を除去後に消毒用アルコールで清拭 [ブレード] ・WDによる熱水消毒 ・洗浄して水分除去後にアルコール清拭	豆球の付いたタイプははずしてから洗浄
呼吸器関連	酸素加湿器	・耐熱素材であれば，WDによる熱水消毒 ・洗浄後に0.01％次亜塩素酸ナトリウムに1時間浸漬消毒後，乾燥	・感染リスクは低いため，1週間ごとの消毒でよい ・単回使用タイプの加湿器の使用も考慮する
呼吸器関連	バッグバルブマスク（アンビューバッグ®）	・コネクターとバッグをはずす ・その後に，耐熱素材であれば，WDによる熱水消毒 ・洗浄後に0.01％次亜塩素酸ナトリウムに1時間浸漬消毒後，乾燥	高圧蒸気滅菌が可能な製品は，洗浄後に滅菌してもよい

※WD（ウォッシャーディスインフェクター）．

■表1 器材の処理方法（つづき）

分類	器材・器具名	処理方法	備考
排泄関連	尿器	・耐熱素材であれば，WDで洗浄消毒 ・洗浄後に0.1％第四級アンモニウム塩や両性界面活性剤へ30分浸漬消毒後，乾燥	「ノンクリティカル」器材であるが，患者間における交差感染の可能性がある
	便器	・耐熱素材であれば，WDで洗浄消毒 ・洗浄後に0.1％第四級アンモニウム塩や両性界面活性剤へ30分浸漬消毒後，乾燥	
	ポータブルトイレ	[バケツ部分] ・耐熱素材であれば，WDで洗浄消毒 ・洗浄後に0.1％第四級アンモニウム塩や両性界面活性剤へ30分浸漬消毒後，乾燥 ・洗浄後に0.01％次亜塩素酸ナトリウムへ1時間浸漬消毒後，乾燥	バケツ部分のみではなく，ポータブルトイレの筐体（周り）も，手が高頻度に触れる部分を中心に清拭
	陰部洗浄用ボトル	・耐熱素材であれば，WDで洗浄消毒 ・洗浄後に0.1％第四級アンモニウム塩や両性界面活性剤へ30分浸漬消毒後，乾燥 ・洗浄後に0.01％次亜塩素酸ナトリウムへ1時間浸漬消毒後，乾燥	

■表1 器材の処理方法(つづき)

分類	器材・器具名	処理方法	備考
移送関連	ストレッチャー	・定期的に家庭用洗浄剤を用いて清掃 ・0.2%第四級アンモニウム塩、または0.2%両性界面活性剤で清拭 ・消毒用アルコールで清拭	・日常的に、目に見える汚れ(ホコリ)がないよう清掃する ・消毒薬を使用する場合はあらかじめ、目に見える汚染は水拭きにて除去しておく ・環境用除菌クロスなどを用いると簡便である
移送関連	車椅子	・定期的に家庭用洗浄剤を用いて清掃(特に手が頻回に触れる部分を中心に) ・0.2%第四級アンモニウム塩、または0.2%両性界面活性剤で清拭 ・消毒用アルコールで清拭	
移送関連	点滴スタンド	・定期的に家庭用洗浄剤を用いて清掃(手が触れる部分を中心に) ・0.2%第四級アンモニウム塩、または0.2%両性界面活性剤で清拭 ・消毒用アルコールで清拭	

器材の処理方法

■表1　器材の処理方法（つづき）

分類	器材・器具名	処理方法	備考
一般診察器具	体温計	消毒用アルコールで清拭	●腋用は「ノンクリティカル」に分類 ●口腔・直腸用は直接粘膜に接触する器具であり「セミクリティカル」に分類 ●その機器の取扱説明書に準ずる
一般診察器具	マンシェット	●洗濯可能なものは中性洗剤を用い洗浄，または熱水洗濯 ●消毒用アルコールで清拭	●一重・二重カフ，洗浄可・不可など機器により違いがある．その機器の取扱説明書に準ずる ●単回使用のカフの使用も考慮する
看護ケア用品	氷枕（アイスノン®）	消毒用アルコールで清拭	●あらかじめビニール袋などでカバーリングしておく ※消毒用アルコールで清拭を繰り返すと，徐々に表面の素材が劣化し，破損しやすくなるため表面をチェックする

■表1 器材の処理方法（つづき）

分類	器材・器具名	処理方法	備考
看護ケア用品	ガーグルベースン	●耐熱素材であれば，WDで熱水消毒 ●洗浄後0.01％次亜塩素酸ナトリウム液に1時間浸漬消毒後，乾燥 ●洗浄後に0.1％第四級アンモニウム塩や両性界面活性剤へ30分浸漬消毒後，乾燥	使用時にビニール袋などで覆ってあれば，消毒用アルコール清拭などで簡便に処理が可能
看護ケア用品	薬杯，吸い飲み	洗浄後に0.01％次亜塩素酸ナトリウム液に1時間浸漬消毒後，乾燥	「食」に関係した器材は，低残留性である次亜塩素酸ナトリウムを使用することが望ましい
看護ケア用品	沐浴槽	微温湯を流し，汚れを除去した後に，0.2％両性界面活性剤で清拭	両性界面活性剤は洗浄効果も期待できる
看護ケア用品	携帯用アルコール製剤用ポシェット	●洗濯可能なものは熱水洗濯 ●消毒用アルコールで清拭	見落とされがちだが，適切な管理が必要

器材の処理方法

ME機器の清潔管理

- ME機器の清潔管理の方法を**表1**に示す.

■表1　ME機器の清潔管理の方法

分類	機器名	処理方法	備考
ポンプ類	輸液ポンプ・シリンジポンプ	● 消毒薬含浸（ベンザルコニウム塩化物など）のクロスなどで定期的に清掃 ● 目に見える血液などの汚染がある場合：消毒用アルコールや，次亜塩素酸ナトリウムで部分清拭	機種により使用可能な消毒薬に違いがあるため，取扱説明書を確認する
モニター類	心電図モニター	● 消毒薬含浸（ベンザルコニウム塩化物など）のクロスなどで定期的に清掃 ● 目に見える汚染がある場合：ピンポイントで消毒用アルコールを用い清拭消毒	機種により使用可能な消毒薬に違いがあるため，取扱説明書を確認する
モニター類	SpO$_2$モニター（パルスオキシメータ）	消毒用アルコールで清拭	

■表1 ME機器の清潔管理の方法（つづき）

分類	機器名	処理方法	備考
呼吸器関連	超音波ネブライザー	[蛇管，槽の蓋，薬液カップ] ● 洗浄後に0.01％次亜塩素酸ナトリウムに1時間浸漬消毒後，乾燥 ● 耐熱素材であれば，WD洗浄消毒 [作用槽] 排水後，水気を拭き取り乾燥．消毒用アルコールで清拭 [本体] 水拭きで有機物を除去した後に，消毒用アルコールで清拭	● 超音波ネブライザーは粒子が小さく，肺胞レベルに到達しやすいため，感染リスクを考慮して使用患者ごとに交換する ● 同一患者が連続使用する場合は，24時間ごとに交換する
呼吸器関連	人工呼吸器本体・回路	[本体] ● 消毒薬含浸（ベンザルコニウム塩化物など）のクロスなどで定期的に清掃 ● 目に見える血液などの汚染がある場合：消毒用アルコールで部分清拭	タッチパネルなど，ケアの途中で無意識に接触している場合も考慮し，定期的に清掃する
		[回路] ● 耐熱素材：WD洗浄消毒，または洗浄後高圧蒸気滅菌 ● 洗浄後に0.01％次亜塩素酸ナトリウムに1時間浸漬消毒後，乾燥	セミクリティカル器材のため，高レベル消毒以上が必要 ※ただし，高レベル消毒（グルタラールなど）では，残留毒性があるため，次亜塩素酸ナトリウムを用いた中レベル消毒が適用される
クベース	クベース	● 日々の清掃としては，両性界面活性剤を用い清拭 ● 消毒薬に浸漬可能なもの：ベンザルコニウム塩化物（液0.1％）に30分間以上浸漬 ● 浸漬できないもの：0.2％次亜塩素酸ナトリウム液を浸したガーゼで清拭 ● 金属部分：消毒用エタノールで清拭 ● フード部分：取りはずし，洗浄後に0.1％両性界面活性剤で清拭し，乾燥	可能な限り，分解して洗浄・消毒を行う

※WD（ウォッシャーディスインフェクター）．

■表1 ME機器の清潔管理の方法（つづき）

分類	機器名	処理方法	備考
超音波診断装置（エコー）	エコー本体	●消毒薬含浸（ベンザルコニウム塩化物など）のクロスなどで定期的に清掃 ●目に見える汚染がある場合：ピンポイントで消毒用アルコールを用い清拭消毒	●機種により使用可能な消毒薬に違いがあるため、取扱説明書を確認する ●見落とされがちであり、定期的に清掃する
超音波診断装置（エコー）	エコープローブ	●微温湯などで濡らした使い捨てガーゼなどで清拭 ●そのほか0.2％第四級アンモニウム塩に30分浸漬後、洗浄し、乾燥。または、消毒用アルコールで清拭	●機種により浸漬可能範囲が異なるため、必ず取扱説明書を確認する ●浸漬可能範囲以外の部分を浸漬すると感電の原因となる
人工透析装置	人工透析装置本体	透析終了ごとに0.05～0.1％次亜塩素酸ナトリウム液で清拭 ※血液付着時は使い捨てのペーパータオルなどで拭き取り、その後に水拭きし、上記を実施．物理的除去ができず、直接血液を処理する場合は0.5～1％の次亜塩素酸ナトリウム液で清拭	装置の表面だけでなく、機械のつまみなども念入りに処理する
ポータブルX線	撮影機本体	●消毒薬含浸（ベンザルコニウム塩化物など）のクロスなどで清掃 ●目に見える汚染がある場合：ピンポイントで消毒用アルコールを用い清拭消毒	●接触予防策を必要とする場合：カセットはあらかじめビニールなどでカバーしておく ●カセットの紫外線殺菌装置（写真）を使用している場合でも、過信せず、清拭消毒を確実に行う
ポータブルX線	X線カセット	適宜、消毒用アルコールで清拭	

単回使用器材の管理

概要

■**単回使用器材**（single-use devices：SUD）

- SUDとは，検査・治療などの目的で使用される医療材料のうち，単回使用（1回限りの使用で使用後廃棄する）を条件に製造販売が承認・認証された器材を指し，添付文書に「再使用禁止」と記載されている．
- 構造が複雑で完全な洗浄が不可能な器材，素材が再生処理に耐えられない器材などを製造販売業者がSUDと定めている（図1）．

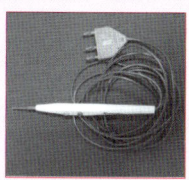

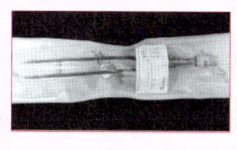

■図1　SUDの電気メス（左）とリユーザブルの電気メス（右）

- 日本にはSUDの再使用を規制する法律はない．しかし，関係する法律（医療機器に関連する法律は薬事法，その他に医療保険法や製造物責任法〈PL法〉などがある）を鑑み，適正な管理が求められる．
  - たとえば，特定保険医療材料は別途に定められた費用額の請求ができる（保険医療材料は「手技料等」に含まれ，別途算定不可）が，SUDを再使用し複数回にわたって償還請求することは医療保険法上できない．
  - SUDを再生使用し，その結果として生じた不具合は製造物責任法（PL法）の適用外である．
- SUDにおいても，単回使用としなければならない理由を必ずしも明示しているわけではないことから，コスト面を重視し再生使用している現状もある．

管理方法

■**SUDの管理**

- SUDの再処理・再使用にあたっては，感染防止と器材の性能維持の観点から以下のことを考慮する必要がある．
  - 再使用可能な器材の条件として，使用後の再生処理（洗浄・消毒・滅菌）によって素材の形状・強度に変化がなく，再使用時も使用目的を果たす性能を発揮できること．
  - 器材再使用時に患者間の病原体の交差感染を防ぐために，感染防止のための再生処理を器材に施せること．

管理方法

- SUDはガンマ線滅菌や電子線滅菌されているものが多く，一般医療機関で行われている滅菌方法（EOガス滅菌やプラズマ滅菌）で，未使用の期限切れSUDを再滅菌すると，有毒ガスの発生や滅菌不良となる可能性があること．
- SUDは，施設内で再滅菌処理することを想定していない構造，素材であり，十分に洗浄できず滅菌不良をきたす可能性があること．再処理・再使用において素材や性能の劣化をまねき，本来の性能を有していない可能性があることを考慮し，再処理・再使用は避ける．
- 再生処理器材の品質保証の責任は再生者にあることを認識したうえで，SUDの再生処理に関する施設としての方針と，再生処理手順の明確化を図る．
- 国際医療機能評価機構（Joint Commission International：JCI）では，SUDの取り扱い方針に表1の項目が明記されていることが求められている．

■表1 SUDの取扱い方針に明記する事項（JCIより）

- 絶対に再使用してはいけない器材
- 再使用される器材の最大再使用回数
- 器材が再使用できないことを示す，磨耗，亀裂などの種類
- 使用後直ちに開始され，明確なプロトコルに従って行われる器材の再処理方法
- 再使用された器材に関する感染管理データの収集，分析および使用プロセス

> **ココがポイント！** SUDの取り扱いは医療施設の方針に則り，適切に管理する！

滅菌物の管理

概要

■滅菌物の安全保存期間の考え方
- 包装材料や形態に応じて一定の期限を設定する時間依存型滅菌性維持（Time-Related-Sterility Maintenance：TRSM）と，汚染される可能性のある出来事がなければ滅菌性が維持でき，特定の有効期限を設けずに管理するイベント依存型滅菌性維持（Event-Related-Sterility Maintenance：ERSM）の考え方がある．
- ERSMを実施するためには，以下の事項を考慮すべきとされている．
  - 十分なバリア性のある包装材料を使用する．
  - 滅菌が確実に行われたかどうかをモニタリングする．
  - 安全な保管．
  - 安全な搬送（カバー付きの搬送車を使用）．
  - 包装を損傷しないように慎重に取り扱う．
  - 教育の実施と有資格者による管理．
- 包装材料別のTRSMに基づく滅菌包装の安全保存期間の目安は**表1**のように提唱されている．

■表1　包装材料別の安全保存期間の目安

包装材料		期間
紙製 （滅菌バッグ）		1〜3か月
不織布		1か月
織布 （モスリン140番） 二重包装		2週間
金属缶		1週間
滅菌コンテナ		半永久的 （理論的） 6か月ほど （一般的）

保管方法

■滅菌物の保管時の留意点

- 滅菌物を保管する場合は，**表2**にしたがい保管する．

■表2　滅菌物保管上の留意点

- 扉付きの棚，開放棚を適切に使い分ける．使用頻度の少ないものは閉鎖式，あるいはカバーをしたキャビネットに保管する
- 床から20～25cm，天井から45cm，外壁から5cm以上距離をおく
- 重ねて置かない
- 湿気を帯びる可能性のある場所は避ける
- 保管場所の定期的清掃を行う
- 在庫を多くもたない（定数管理）

使用方法

■使用時の確認事項

- 滅菌物使用時は**表3**にしたがって確認を行い，異常があれば使用しない．

■表3　滅菌物使用時の確認事項

- 包装材料に破損はないか，水濡れ，汚染の跡などがないか確認する
- 滅菌が確実になされているかインジケータの確認をする
- 滅菌日または有効期限を確認する

4章
デバイス管理

血管内留置カテーテル感染症

概要

■血管内留置カテーテル感染症とは

- 以下の①～④に該当する場合に血管内留置カテーテル感染症を疑う.
  ① 血管内にカテーテルが挿入されている（**表1**）.
  ② 診断された疾患とは別に一般的に悪寒を伴った発熱がある.
  ③ 血管内に挿入されたカテーテルを抜去することによって発熱などの症状が改善される.
  ④ 血液培養検査によって以下の細菌が検出される.
    - 表皮ブドウ球菌（*Staphylococcus epidermidis*）.
    - コリネバクテリウム（*Corynebacterium*）.
    - カンジダ・アルビカンス（*Candida albicans*）など.
- カテーテル挿入部周囲の発赤・腫脹・排膿などの化膿性病変は，全症例には存在しない.
- 中心ライン[*1]カテーテル感染症は，血流感染の発現前48時間以内に中心ラインが留置されていた患者を対象としている.

[*1] 中心ライン：輸液などの投与に使用される血管内カテーテルで，その先端が大血管（大動脈，肺動脈，上大静脈，下大静脈，腕頭静脈，内頸静脈，鎖骨下静脈，外腸骨静脈，総腸骨静脈，大腿静脈）に至っているカテーテルをいう.

注意！ 新生児においては，臍動静脈にカテーテル先端が至っているカテーテルをいう.

■表1 カテーテルの種類

カテーテルの種類	用語の定義	挿入部位	長さ
末梢静脈カテーテル	前腕，手の静脈，下肢の静脈に挿入する7.6cm（3インチ）未満のカテーテルをいう	● 成人：上肢．下肢に挿入されている場合は，早期に上肢に入れ換える ● 小児：上肢，下肢（新生児の場合は頭皮）	7.6cm未満

■表1　カテーテルの種類（つづき）

カテーテルの種類	用語の定義	挿入部位	長さ
非トンネル型中心静脈カテーテル	経皮的に中心静脈（鎖骨下静脈，内頸静脈，大腿静脈）に挿入する8cm以上のカテーテルをいう	鎖骨下静脈，内頸静脈，大腿静脈など	8cm以上
トンネル型中心静脈カテーテル	鎖骨下，内頸静脈または，大腿静脈に挿入する8cm以上のカテーテルをいう		
完全埋込型カテーテル	皮膚の下にトンネルを形成し，カテーテルの端が鎖骨下静脈または，内頸静脈に挿入される8cm以上のカテーテルをいう（皮下にポートを埋め込み，専用の注射針でアクセスする）		
透析カテーテル ※シャント造設までの短期間に挿入する短期型バスキュラーカテーテルとシャント造設ができない患者に挿入する長期型バスキュラーカテーテルがある	血液透析を目的として内頸静脈や大腿静脈などに直接穿刺し，留置するカテーテルをいう	内頸静脈，大腿静脈など	10cm以上

■疫学

- 米国のICU（任意患者集団）では，年間80,000件（年間延べ1,500万日の挿入日数）のカテーテル感染症が発生している．
- 日本のICU（2012年の1年間でICUに2日以上入室した患者25,059人）では，1,000患者・日数あたり0.7件のカテーテル感染症が発生している．

発生機序

- 血管内留置カテーテル感染症の主な要因は以下のとおりである．

1. 血管内カテーテル挿入時の皮膚の汚染
- 皮膚常在菌がカテーテルに沿って移行する．
- カテーテル先端部へ菌が定着する．

2. 不適切な手指衛生
- カテーテル挿入時や輸液セット・輸液，ドレッシング材の交換時の手指衛生の不足によって起こる．

3. 血行性感染

発生機序
- 患者の体の別の場所にある感染源が血流に沿ってカテーテルに付着し増殖する．

4. 細菌がルートに混入する
- 血管内留置カテーテルと輸液セットを接続する部位の汚染．
- 輸液セットの交換時期や方法が適切に行われていない．
- 清潔操作で輸液が調合されていない．
- 輸液セットの側管から別の薬剤を注入する場合に，アクセスポート（表2）の消毒が十分に行われていない．

■表2 アクセスポートの種類と構造

ポート型	構造
スプリットセプタム型	ポートに切れ目があり，注射器などを接続すると注入口の切れ目が広がり，薬剤が注入できる構造
メカニカルバルブ型	ポート内部に蛇腹式の構造があり，注射器などを接続すると蛇腹が圧縮され，薬剤などが注入できる構造
三方活栓	上部の蓋をはずすと注射器などが接続でき，薬剤が注入できる構造

■リスク因子
- 血管内留置カテーテル感染症の主なリスク因子は以下のとおりである．
  - カテーテル挿入前の長期入院．
  - カテーテルを挿入している期間の長期化．
  - カテーテル挿入部位に多量の微生物が付着（皮膚の汚染）．
  - カテーテルハブ（カテーテルの接続部）に多量の微生物が付着（ハブの汚染）．

■起因菌
- 血管内留置カテーテル感染症の主な起因菌は以下のとおりである．
  - コアグラーゼ陰性ブドウ球菌（*coagulase negative staphylococci*）．
  - 黄色ブドウ球菌（*Staphylococcus aureus*）．
  - 腸球菌（*enterococci*）．
  - カンジダ属（*Candida* spp.）．

> **ココがポイント！** ICUでは抗菌薬耐性が問題となるが，予防によりMRSAによるカテーテル感染症は低下している．逆にグラム陰性桿菌では，抗菌薬耐性菌が増加している！

末梢静脈カテーテルの感染対策

概要

■**用語の定義**

《皮膚の消毒》

- 手指衛生を行った後,穿刺部位を消毒する.皮膚の消毒薬は,以下を用いる.
  - 成人：70％アルコール,10％ポビドンヨード,0.5～1％クロルヘキシジングルコン酸塩を含んだアルコール製剤で挿入部位を消毒する.
  - 小児：70％アルコール,0.5～1％クロルヘキシジングルコン酸塩を含んだアルコール製剤で挿入部位を消毒する.

感染対策

■**挿入部位の管理**

《挿入直後の管理》

- 滅菌された透明または半透過性のドレッシング材で挿入部位を密閉する.
- 穿刺部に血液が付着している場合は,ドレッシング材が十分に密着しないため,アルコール綿などで血液を拭き取った後,ドレッシング材を貼付する.

《ドレッシング材の交換》

- 手指衛生を行い,未滅菌の手袋を着用して実施する.
- ドレッシング材は,湿った場合や緩んで挿入部位が可動するようになった場合,目に見えて汚れた場合に交換する.

■**輸液セットの交換**

- 96時間～最長7日間ごとに交換する.ただし,以下の薬剤を投与した場合は,その限りではない.
  - 輸血や血液製剤,脂肪乳剤：投与開始から24時間以内に輸液セットを交換する.

■**挿入部位と全身状態の観察**

- 挿入部位の発赤,腫脹,圧痛,ほてり,排膿の有無を毎日確認する.
- 留置している静脈に炎症（静脈炎）が出現していないか観

ココがポイント！

- 皮膚を消毒した後は,穿刺部に触れなければ[*1],清潔な手袋（未滅菌）を使用してもよい！
- クロルヘキシジングルコン酸塩は,日本では2％以上の濃度で使用しない（適用外）！

[*1] 消毒した部位を再度触れないことをノータッチテクニック（"no-touch" technique）という.

感染対策

察する.
- カテーテルの閉塞がないか,点滴の滴下状態を観察する.
- 38℃以上の発熱,悪寒戦慄,低血圧がないか観察する.

■**カテーテルの交換**
- 感染と静脈炎の発生リスクを軽減するためにカテーテルを交換する.
  - **成人**:72〜96時間ごとに交換する.
  - **小児**:カテーテルの閉塞や静脈炎,感染徴候がない限り決められた交換時期はない.

> **ココがポイント!** 小児の場合は,カテーテルの留置期間を延長しても静脈炎のリスクは上昇しない!

中心静脈カテーテルの感染対策

■挿入部位の管理
- 中心静脈カテーテルは,挿入部位によって血流感染の発生率が異なる.感染率[*1]が低い順番は,以下のとおりである.
  - 成人:①鎖骨下静脈,②内頸静脈,③大腿静脈.
  - 小児:大腿部とその他の部位で感染率は変わらない.
- 挿入時に気胸などを併発するリスクと感染症発症リスクとを考慮して,挿入部位を決定する.
- 血液透析患者や進行性腎疾患患者は,静脈狭窄を避けるため鎖骨下静脈への留置は避ける.
- 緊急時など無菌操作で挿入できなかった場合は,早期(48時間以内)にカテーテルを交換する.

[*1] 皮膚の常在叢の菌の密度によって,リスクファクターが異なる.成人の場合は他の部位に比べ,大腿部の菌の定着率が高いため血流感染の発生率も高くなる.

■高度無菌バリアプレコーション(Maximal Sterile Barrier Precautions)の実施
- 中心静脈カテーテル挿入時は,挿入者,介助者ともに滅菌ガウン,滅菌手袋,サージカルマスク,手術用帽子(サージカルキャップ)などを着用し,患者の全身が覆える大きさの滅菌ドレープを用いて行う.
- 高度無菌バリアプレコーションを実施することで,カテーテルへの菌の定着率,カテーテル感染症の発生率が低くなる,感染の発生時期も遅れる,との報告がある.

■皮膚の消毒
- 0.5〜1%クロルヘキシジングルコン酸塩を含んだアルコール製剤で皮膚を消毒する.
- クロルヘキシジングルコン酸塩が患者のアレルギーなどで使用できない場合は,10%ポビドンヨード,70%アルコールを使用する.

■挿入部位の管理
- 末梢静脈カテーテルの感染対策に準じる(p.99参照).
- 発汗の多い患者や出血傾向の患者は,汗や血液でドレッシング材が緩んだり,はがれやすくなるため,滅菌ガーゼドレッシングを使用する.

> **ココがポイント!**
> - 大腿部挿入のカテーテルは,成人では深部静脈血栓のリスクが高い.
> - 肥満患者では,感染リスクが高くなる.

感染対策

- シャワーの際は，刺入部やカテーテルに水がかからないように防水テープなどで保護する．
- トンネル型，埋込型の中心静脈カテーテルの挿入部のドレッシング材は，挿入部位が治癒するまでは，汚れたり，緩んだりした場合を除いて1週間に1回程度交換する．

■輸液セットの交換
- 96時間〜最長7日間ごとに交換する．ただし，以下の薬剤を投与した場合は，その限りではない．
  - **輸血や血液製剤，脂肪乳剤**：投与開始から24時間以内に輸液セットを交換する．
  - **プロポフォール**（静脈内投与全身麻酔薬の一種）：投与開始後6〜12時間に1回輸液セットを交換する．

■カテーテルの交換
- 感染が疑われる場合や閉塞した場合を除いて定期的な交換は不要である．

> **ココがポイント！** カテーテルが閉塞した場合は，ガイドワイヤーを用いて新しいカテーテルに交換する．その際は，カテーテル抜去後，滅菌手袋を交換してから新しいカテーテルに触れること！

透析カテーテルの感染対策

■皮膚の消毒
- 挿入部位の皮膚の消毒は，中心静脈カテーテルの感染対策に準じる（p.101参照）．

■挿入部位の管理
- カテーテルの材質に影響を与えない場合は，透析終了後に毎回ポビドンヨード製剤の軟膏を使用する．

■カテーテルの交換
- 感染が疑われる場合や閉塞した場合を除いて定期的な交換は不要である．

> **ココがポイント！** 10％ポビドンヨードの使用により菌の定着やカテーテルの挿入部位から2cm以内の皮膚の感染と血流感染の発生率が減少した．

人工呼吸器関連肺炎(VAP)の感染対策

概要

■人工呼吸器関連肺炎(VAP)の発生率

- コレフ(Kollef)らは,2012年に人工呼吸器装着患者の2.5%が人工呼吸器関連の肺炎(ventilator associated pneumonia:VAP)を発症し,発生率は1.27/1,000 ventilater-daysであったと報告している.
- VAPを発症すると発症しない場合と比較して,人工呼吸器装着期間(21.8 vs 10.3日),ICU入室期間(20.5 vs 11.6日)および入院期間(32.6日 vs 19.5日)が延長し,入院費が39,828ドル多くかかったと報告している.
- VAPの寄与死亡率は5.8〜13.5%ともいわれ,人工呼吸器を装着した患者の感染予防は重要である.

■肺炎の分類

- ICU患者における肺炎の分類を表1に示した.
- 早期発症肺炎(early-onset pneumonia:EOP)と晩期発症肺炎(late-onset pneumonia:LOP)に分けることができる[*1].それぞれに起因菌となる微生物の種類に特徴があるため,抗菌薬の経験的治療に役立つ.

[*1] 文献によって挿管後48時間または96時間を境に分けている.

■VAPの起因菌

- 米国のNHSN(National Healthcare Safety Net-work)の2009〜2010年のデータでは,VAPの起因菌として最も多かったのは黄色ブドウ球菌で24.1%を占めていた.続いて,緑膿菌16.6%,肺炎桿菌10.1%,*Enterobacter*属8.6%,*Acinetobacter baumannii* 6.6%であった.
- 黄色ブドウ球菌のうち,MRSAが48.4%を占め,緑膿菌はCarbapenem耐性菌が30.2%,多剤耐性菌が17.7%を占めていた.*Acinetobacter baumannii*については,Carbapenem耐性菌が61.2%,多剤耐性菌が63.4%と高い耐性率を示していた.このデータは,米国のデータではあるが,医療関連感染において,耐性菌が占める割合が非常に高いことが危惧される.
- VAPの起因菌と耐性菌の占める割合を表2に示す.

■表1 ICU患者の肺炎の分類

CAP:市中感染肺炎	HCAPに該当しない患者で入院時に感染がある
HCAP:ヘルスケア関連肺炎	入院またはICU入室時に肺炎があり,以下の少なくとも一つを満たす

■表1　ICU患者の肺炎の分類（つづき）

HCAP：ヘルスケア関連肺炎（つづき）	●感染の180日以内に急性期病院への2日以上の入院 ●ナーシングホームや長期療養型施設の入居者 ●現在の感染の30日以内の，抗菌薬治療，化学療法，創処置 ●病院またはクリニックでの透析 ●在宅輸液療法または在宅での創傷処置 ●多剤耐性菌感染症をもつ家族がいる ●重大な免疫不全（ステロイド，HIV，臓器移植）
NHAP：ナーシングホーム関連肺炎	ナーシングホームまたはリハビリテーション施設に入居中に起こった肺炎
HAP：病院感染肺炎	病院に入院して48時間以上経過して起きた肺炎で，挿管をしていない
VAP	病院に入院し48時間以上経過して起きた肺炎で，気管挿管されている

CAP (community-acquired pneumonia), HCAP (healthcare-associated pneumonia), NHAP (nursing home-acquired pneumonia), HAP (hospital-acquired pneumonia)

■表2　VAPの起因菌と薬剤耐性（NHSNによる2009～2010年のデータより）

細菌名	起因菌の割合 (%)	抗菌薬	耐性を示す割合 (%)
Staphylococcus aureus（黄色ブドウ球菌）	24.1	oxacillin/methicillin	48.4
Pseudomonas aeruginosa（緑膿菌）	16.6	carbapenems FQ (ciprofloxacin, levofloxacin) MDR	30.2 32.7 17.7
Klebsiella (pneumoniae/oxytoca)（肺炎桿菌）	10.1	第4セフェム carbapenems MDR	23.8 11.2 13.4
Enterobacter spp.（エンテロバクター）	8.6	第4セフェム carbapenems MDR	30.1 3.6 1.4
Acinetobacter baumannii（アシネトバクター・バウマニー）	6.6	carbapenems MDR	61.2 63.4
Escherichia coli（大腸菌）	5.9	第4セフェム FQ (ciprofloxacin, levofloxacin, moxiflocacin) carbapenems MDR	16.3 35.2 3.5 3.3

発生機序

■**病院感染肺炎の発生機序**
- 病院感染肺炎は，咽頭や胃の内容物の下部気道への流入によるものと，汚染された器具・器材によるものとに大別できる（図1）．ほとんどの細菌性肺炎は，咽頭や上部消化管に定着した細菌の流入によるものといわれている．

《要因》
- 挿管や人工呼吸器の使用は第一次生体防御機構のバイパスをつくることになり，細菌の流入を容易にして肺炎の発生率を上げる．
- 気管内チューブのカフの上部に貯留した分泌物は肺炎のリスクを高くする．したがって，マスクによる人工呼吸は肺炎のリスクを低くする．
- 人工呼吸器の回路や加湿システムは，主に患者自身の咽頭や上部消化管の分泌物によって急速に汚染される．
- 汚染された人工呼吸器の回路内やネブライザーの容器に溜まった結露が気道内に逆流して感染源になる．
- エアロゾルを発生するような加湿器の水やネブライザーが汚染されていると患者の気道に直接細菌を吸入する．

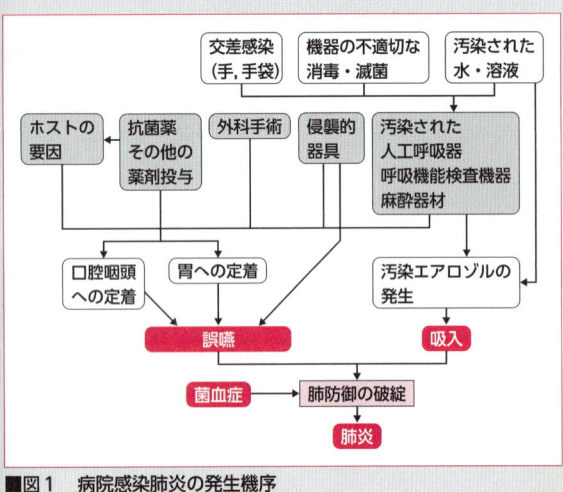

■図1　病院感染肺炎の発生機序

> **ココがポイント！** 患者のもつ微生物で汚染された人工呼吸器回路内の結露を，排出する際，環境を汚染しないように処理する！

発生機序

- 人工呼吸器回路から流出した微生物が環境を汚染して感染経路になることもある.
- 医療用ガス源（圧縮空気のなかの結露など）からの汚染もまれに感染源となる.
- 医療従事者の手指の汚染が原因になることもある.
- 頻度は低いが，他の感染部位からの細菌が血行性に移行して感染することもある.

■VAPのリスク因子
- VAPを発症する可能性があるかどうか，リスク因子をアセスメントする（表3）.

■表3　VAPのリスク因子

挿管のタイプ	緊急の挿入か非緊急時の挿入か →緊急時の挿入は，誤嚥を伴う可能性があり，VAPを併発しやすい
挿管のルート	経口挿管か経鼻挿管か →経鼻挿管は，一般にVAPを併発しやすい
頭部挙上の有無	●頭部挙上ができているかどうか ●頭部挙上は誤嚥を予防する
口腔ケアの有無	●口腔ケアが適切に行えているかどうか ●口腔ケアがVAPを予防するという文献がある

臨床症状と診断

■VAPの診断
- VAPは，以下の項目を確認し診断する.

※appendix（p.128）も参照のこと.

《臨床症状》
- 発熱.
- 白血球減少（4,000/mm^{3}未満）または白血球増多（12,000/mm^{3}以上）.
- 70歳以上の場合，他に原因が認められない精神状態の変化.
- 膿性喀痰（1LPF〈弱拡大視野〉〈×100〉あたり25以上の好中球と10以下の扁平上皮細胞を含む肺，気管支，気管から出る分泌物），喀痰の性状の変化，気道分泌物の増加，吸引の必要性の増加.
- 咳，呼吸困難，呼吸促迫.
- ラ音，気管支呼吸音.
- ガス交換の悪化（例 酸素飽和度低下〈PaO$_2$/F$_I$O$_2$が240以下〉，酸素要求量の増加，あるいは換気要求量の増加）.

《画像診断》
- 新たな/進行性で一貫した浸潤影.
- 硬化像.
- 空洞形成.

臨床症状と診断

《検査結果》
- 血液培養：陽性（汚染が最小限になるよう採取）．
- 胸水培養：陽性．
- 汚染が最小限になるよう採取した下部気道の検体（例 BALまたは擦過検体）の定量的培養：陽性．
- BALで得られた細胞の5％以上が直接顕微鏡検査（例 グラム染色）において細胞内細菌を含む．
- 病理組織学的検査により以下の肺炎所見のうち，少なくとも一つが示される．
  ① 細気管支や肺胞にPMN（多核白血球）の強い集積を伴う膿瘍形成または硬化巣．
  ② 肺実質の定量的培養で陽性．
  ③ 菌糸体や仮性菌糸による肺実質浸潤．

感染対策

■VAPの予防策

《医療従事者の教育》
- すべての医療従事者にその責任の範囲における病院感染肺炎防止技術についての教育をする．
- マニュアルを作成する．

《VAPサーベイランス》
- ハイリスクなICUなどにおいて，積極的なVAP発生密度のサーベイランスをする．
- VAPの判定基準や発生率の求め方は，NHSNの基準を用いるとベンチマーキングが可能となる．
- VAPに関連するプロセスサーベイランスをする．手指衛生の遵守，ベッドのポジション，毎日の鎮静を中断しウィニングができるかのアセスメント，口腔ケアなどについて直接観察をする．直接観察をするための観察ツールを使用し，定期的にスケジュールを組んでサーベイランスをする．
- 患者や呼吸治療の機器，麻酔機器，呼吸機能検査用の機器は，必要があれば培養調査をするが，定期的に培養する必要はない．

■微生物の伝播防止
- 人工呼吸器に関連する器材はセミクリティカルの機材に含まれる．したがってセミクリティカル器材に必要な滅菌・消毒およびメンテナンスを行う．

《一般的事項》
- 滅菌または消毒する前には注意深くすべての器材を清浄に

> **ココがポイント！** 毎日，鎮静を中断して人工呼吸器から離脱できるかを判定し，できるだけ早く離脱を図る！

する．血液や分泌物などによる汚染があると十分な滅菌消毒効果が期待できない．
- セミクリティカルな器材は滅菌か高レベル消毒をする．
  - 高レベル消毒の方法としては，70℃以上，30分の低温殺菌法（パスツリゼーション）がある．ウォッシャーディスインフェクター（WD）での消毒も可能．
  - 高レベル消毒薬による消毒方法もあるが，下記に示す注意が必要である．

注意! 高レベル消毒薬を使用して消毒した後の気道に使用されるセミクリティカルな器材は，滅菌水を使用して洗浄する必要がある．

注意! 滅菌水を使用することができない場合は，ろ過した水（0.2μのフィルターを通した水）または水道水で洗浄をし，アルコールで洗浄してから強制通気または乾燥キャビネットで乾燥させる．

- 高圧蒸気滅菌が可能な物品は，高圧蒸気滅菌を行う．高圧蒸気滅菌に耐えられないものはEO（エチレンオキシド）ガスによる滅菌も行われるが，十分なエアレーションが必要．
- 単回使用器材は，患者に害がなく，しかも経済効果があり，構造上問題なく機能上の変化がないという確証がない限り再使用しない．

1．人工呼吸器
- 人工呼吸器の内部装置を定期的に滅菌または消毒する必要はない．

2．人工呼吸器回路（加湿器，人工鼻〈heat and moisture exchanger：HME〉）
- 一人の患者に使用されている人工呼吸器の回路（人工呼吸器チューブや呼気弁，取り付けられた加湿器など）は，使用期間を根拠に定期的な交換の必要はない．
- 回路に目に見える汚染がある場合や機能的な問題がある場合は交換する．

《回路内の結露における留意事項》
- 回路内の結露やチューブは，患者の口腔・咽頭の細菌で汚染される．
- 患者側に結露が流れ込まないように頻回に結露を排出する．
- 結露の排出や，体液を取り扱う際は，清潔な手袋を着用し，終了後は必ず手指衛生をする．

注意! ウォータートラップに溜まった結露が患者側に流出しないように注意が必要．

注意! 回路内の結露を最小限にするために，加熱ワイヤー付きの回路を使用することがあるが，相対湿度を減少させ気道上皮に障害を与えることがあ

感染対策

るので注意が必要である．近年では十分な加湿がとれるように設計されている．
- 人工鼻（HME）を使用する場合は結露の発生予防，回路の汚染予防が期待できる．
- 呼吸器回路の呼気チューブの遠位に，フィルターやウォータートラップを取り付けることについての勧告はない．

3. 加湿器
- バブル式の加湿器の水は，滅菌水を使用する．蒸留水や未滅菌水は使用しない．
- 加温型の加湿器は多くの細菌に対応できるようになっているが，高温に抵抗性があるレジオネラなどを考慮して滅菌水を使用する．滅菌水は24時間に1回は交換する．
- 閉鎖式持続供給加湿器の使用は，吸気を中断しないという利点がある．
- 閉鎖式持続供給加湿器の使用の感染対策上の効果については不明である．

4. 人工鼻（HME）
- HMEの使用により回路内の汚染が予防できる．
- 結露がないため，頻回に結露を回路から取り除く必要がなくなり，経済効果がある．
- 医学的に禁忌（喀痰が多い場合や気流抵抗，機械的死腔が問題となる場合など）でなければ，人工呼吸器を使用している患者にHMEを使用する．
- HME交換は，機能的な問題や目に見える汚染がある場合に行う．
  - 同一患者の使用では48時間以内に定期的に交換する必要はない．
  - 交換時期については，HMEの種類による違いや閉塞性呼吸器疾患などをもつ患者では絶対湿度が低下するなど患者の病状によっても違いがある．製造業者の推奨や患者ごとの検討が必要である．
  - HMEに接続した人工呼吸器回路は，定期的に交換する必要はない．

> **ココがポイント！** 人工呼吸器関連の器具・器材は，セミクリティカル器材のため，再使用をする際は高レベル消毒や滅菌をする必要がある！

注意! 閉塞性呼吸器疾患がある患者にHMEを48時間使用したところ，気流抵抗が生じたという報告があるので注意が必要である．

5. インラインネブライザー

注意! ネブライザー内に回路内の汚染された結露が溜まると，直接気道下部へ汚染されたエアゾールが吸入されるので，注意が必要である．

- インラインネブライザーは1回の使用ごとに取りはずして，滅菌または高レベルの消毒後，滅菌水による洗浄，乾燥が必要である．
- 薬液を吸入する場合は無菌的に取り扱い，多容量のバイアルに入った吸入薬は，清潔にバイアルから取り出し，清潔に保管する．
- 十分な加湿をすることにより，できるだけネブライザー使用を避けリスクを軽減する．
- インラインネブライザーの使用は，HMEを閉塞するので，HMEは使用できない．

6. 吸引

- 滅菌した開放式単回使用のカテーテルの使用と閉鎖式カテーテルの使用との間で，肺炎感染率の差については明確ではない．
- 開放式単回使用のカテーテルは再使用しない．
- 開放式単回使用のカテーテルを同時期に再挿入する場合は，滅菌水で洗浄する．
- 吸引するときには手袋を使用する．
  - 一般的には，閉鎖式の吸引チューブを使用するときは清潔な手袋を使用し，開放式の吸引チューブを使用するときは滅菌手袋を使用する．
- 閉鎖式吸引カテーテルの交換時期については，製造業者の推奨に従う．

■人から人への伝播防止

- 医療従事者の手を介して交差感染を起さないように，標準予防策を徹底する．

1. 患者の感染リスクの改善

《アスピレーション（誤嚥）の予防》

- 気管内チューブや気管切開カニューレ，経腸栄養チューブ

ココがポイント！
- **十分な加湿をすることで，ネブライザーの使用を避ける！**
- **吸引時は，手袋を使用しても，必ず吸引前後に手指衛生をする．手袋を使用する際は，手袋が清潔に保たれていることを確認する．**

感染対策

- などはできるだけ早く抜去する.
- 呼吸不全の患者に対しては,口や鼻用マスクを用いた低侵襲性陽圧人工呼吸器を使用する.
- 医学的に禁忌でなければ気管内チューブは経鼻よりは経口気管内チューブを選択する.経鼻気管内チューブは副鼻腔炎・中耳炎を併発し微生物が気道下部へ流れ込んで肺炎の原因になる.
- 再挿管はできるだけ避ける.
- カフの上に溜まった分泌物を吸引するためのルーメンが付いた気管内チューブを使用することも,肺炎予防のために勧められる.
- 気管内チューブを抜いたり動かしたりするためにカフの空気を抜く際は,カフ上部の分泌物を除去しておく.
- 体位変換前には気管内チューブのカフ上部の分泌物が気道下部へ流れ込まないように吸引する.チューブの位置に注意しながら体位変換をする.
- 気管内チューブのカフの圧は,17〜23mmHgに保ち,カフ上部に貯留した分泌物の気道下部への誤嚥を予防する.

《経腸栄養による誤嚥の予防》

- 医学的な禁忌がなければ,頭部を30〜45°挙上する.頭部挙上は,胃の内容物の誤嚥を予防するだけでなく,上気道の分泌物が下部気道へ流れ込むのを防ぐ.
- 定期的に経腸栄養チューブが正しい位置にあることを確認する.
- 経腸栄養を持続的に注入するか間欠的に注入するかについて,感染管理上の有意な差についてのエビデンスはない.
- 定期的に患者の腸蠕動(腸雑音の確認や胃内容物の残量測定または腹囲の測定など)を確認し,胃内容物の逆流を防ぐために適切な経腸栄養の量を注入する.

《口腔・咽頭のケア》

- クロルヘキシジングルコン酸塩による口腔ケアにより肺炎の感染率が低下したという報告が次々にされた.しかし,日本ではクロルヘキシジングルコン酸塩の粘膜への使用が禁止されている.
- 日本では,ポビドンヨード含嗽薬が使用されてきたが,近年では口腔内を乾燥させるため,使用されていない.
- VAPの予防効果の有無とは別に,本来口腔ケアは実施され

ココがポイント! チューブを動かしたり体位変換をしたりする際は,カフの上の分泌物を除去してから行う!

なければならない．
- 口腔ケアの効果的な回数については，適切な文献はない．

《胃のコロナイゼーション（微生物の定着）の予防》
- 人工呼吸器を装着した患者には，ストレス性出血を予防するために抗潰瘍剤を使用する．
- ストレス性出血の予防効果を加味して患者ごとにアセスメントし，どの薬剤を使用するかを決定する．

2．ventilator bundle

- 近年，ventilator bundleやVAP care bundleなど，バンドルによるVAPの管理が一般化している．これは，選別されたより効果的なVAPの予防策を一つのセット（bundle；束）として適用し，その実施状況をチェックしていくという管理方法である．
- もっともよく知られているのが，IHI(Institute for Health care Improvement)のventilator bundleである（表4）．

■表4　IHIのventilator bundle

① 30〜45°ベッドの頭部の挙上
② 毎日のsedation vacation（鎮静の中断）と毎日の抜管のアセスメント
③ 消化性潰瘍の予防的薬剤投与
④ 深部静脈血栓の予防的薬剤投与（禁忌でない限り）
⑤ クロルヘキシジングルコン酸塩（日本では使用不可）での口腔ケア

ココがポイント！ ストレス性出血予防薬は，スクラルフェートでVAP低下の傾向があるが，H₂ブロッカーの使用に比して胃出血の頻度がやや増加する．どちらを使用するかは患者の状況で選択する．

尿道留置カテーテルの感染対策

概要

■**尿道留置カテーテルによる尿路感染**（catheter-associated urinary tract infection：CAUTI）

- 尿道留置カテーテルは，尿道を通し膀胱内に挿入して留置し，閉鎖式尿道システムに接続する導尿管である．このようなカテーテルを挿入していることによって起こる尿路感染をCAUTIという．
- 米国では，急性期施設から報告された感染症の30%以上を尿路感染症が占めており，医療関連尿路感染のほとんどがカテーテルなどの器具使用に起因している．
- CAUTIは，罹患率，死亡率，医療費の増加，入院期間の延長を引き起こす．
- 院内感染による菌血症の約17%は尿に由来し，寄与死亡率は10%である．
- カテーテル留置は治療の対象にならない細菌尿（感染症状はない）に対しての不要な抗菌薬の使用をまねいたり，多剤耐性菌の温床となりやすく，他の患者に伝播することにもなりかねない．

発生機序

■**CAUTIの発生機序**

- CAUTIを起こす微生物の発生源と尿路への侵入ルートを表1に示す．

《カテーテル留置による細菌尿》

- 閉鎖式導尿システムが導入されて，細菌尿の危険性は減少しており，これは内側面ルートの重要性を示唆する（図1）．
- カテーテル留置による細菌尿のリスクは，1日あたり3〜10%で，30日後にはほぼ100%で細菌尿がみられる．

■表1　CAUTIの発生機序

微生物の発生源	
内因性	尿道，直腸，膣の保菌
外因性	●医療従事者の不潔操作により尿路へ病原菌が侵入 ●不潔な医療器具の使用による病原菌の侵入 ●カテーテルにより尿道を損傷
微生物の侵入ルート	
外側面ルート	カテーテルの外側から尿道への病原菌の侵入
内側面ルート	カテーテルとチューブとの接続部，採尿バッグの排尿口からの菌の侵入

発生機序

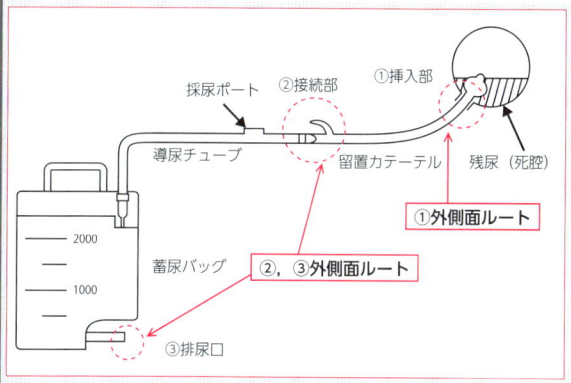

■図1　閉鎖式導尿回路と細菌侵入部位

（図中ラベル：①挿入部、②接続部、採尿ポート、導尿チューブ、留置カテーテル、残尿（死腔）、蓄尿バッグ、③排尿口、①外側面ルート、②，③外側面ルート、2000、1000）

CAUTIのリスク因子

- **症候性尿路感染のリスク因子**：女性，高齢者，長期カテーテル留置，免疫機能障害，抗菌薬投与の欠如がある．エビデンスが低いものには，カテーテルの閉鎖，低アルブミンがあげられる．
- **細菌尿のリスク因子**：長期カテーテル留置，女性，尿道培養陽性，抗菌薬投与の欠如がある．エビデンスが低いものとして，高齢，導尿システムの切断，糖尿病，腎機能障害，重症度の高い基礎疾患，免疫機能障害，手術室以外でのカテーテル留置，カテーテル挿入時の手技，尿失禁，整形外科や神経内科の入院があげられる．
- これらのリスク因子のうち，対策がとれる要因（変更可能な項目）には予防策を実施する（**表2**）．

■表2　CAUTIのリスク因子

変更可能	変更不可能
● カテーテル挿入基準	● 性（女性）
● カテーテル留置期間	● 高齢
● カテーテルの管理方法	● 重篤な基礎疾患
● カテーテル素材	● 尿道口のコロニー形成
● 抗菌薬の使用	

CAUTIを起こす微生物

- 尿路感染の起因菌の多くは，腸内細菌群である．
- 米国のNHSNによる2009～2010年の報告から，CAUTIを起こした微生物を**表3**に示す．

尿道留置カテーテルの感染対策

発生機序

■表3　CAUTIを起こす微生物の割合（NHSNによる2009〜2010年のデータより）

Escherichia coli（大腸菌）	26.8%
Enterococcus spp.（エンテロコッカス）	15.1%
Pseudomonas aeruginosa（緑膿菌）	11.3%
Klebsiella (pneumoniae/oxytoca)（肺炎桿菌）	11.2%
Candida albicans（カンジダ・アルビカンス）	8.9%
Proteus spp.（プロテウス）	4.8%
Enterobacter spp.（エンテロバクター）	4.2%
Coagulase negative staphylococci（コアグラーゼ陰性ブドウ球菌；CNS）	2.2%
Staphylococcus aureus（黄色ブドウ球菌）	2.1%
まれに Serratia spp.（セラチア）	1.0%
Acinetobacter baumannii（アシネトバクター・バウマニー）	0.9%

臨床症状と診断

■尿路感染の臨床症状

- 下部尿路感染（膀胱炎）と上部尿路感染（腎盂腎炎）の臨床症状を表4に示した．
- 無症候性細菌尿は，尿培養陽性ではあるが，症状はなく膿尿もみられない．

■表4　尿路感染の症状

膀胱炎	腎盂腎炎
● 排尿時痛[*1]	● すべての膀胱炎症状
● 頻尿，尿意切迫[*1]	● 悪寒・発熱
● 恥骨上縁圧痛	● 肋骨脊柱角疼痛，圧痛
● 残尿感	● 血圧低下

[*1] カテーテルが挿入されている間は確認できない．

MEMO

バイオフィルム

　長期留置によりカテーテルや導尿システムの表面には，尿病原菌によりバイオフィルムが形成される．バイオフィルムのCAUTIにおける役割はまだ明らかではないが，バイオフィルム内の病原菌は抗菌薬や生体防御に抵抗性を示す．
　この場合はカテーテルを抜去しない限り，病原菌は殺滅できない．

■尿路感染の診断

《尿検査》

- 膿尿（遠心沈殿していない尿検体で，白血球≧10個/ハイパワーフィールド．または遠心沈殿した尿検体で，白血球が≧5個/ハイパワーフィールド）である．
- 遠心沈殿していない尿グラム染色で微生物が確認される．
  - **女性**：尿培養で10^5コロニー/mL以上（症状がある場合は10^3コロニー/mL以上）．
  - **男性**：尿培養で10^3コロニー/mL以上．
- ディップスティックで，白血球エステラーゼと亜硝酸塩試験のどちらか一方，あるいは両方が陽性である．
- 腎盂腎炎の場合は，確定診断のために以下の検査を行う．
  - 腎部超音波検査，腎膀胱部単純Ｘ線検査，静脈性腎盂造影，腎部CT．
  - 臨床検査：血液検査（CBC），CRP，必要時糖尿病の有無，尿培養，血液培養．

■尿路感染の予防策

1．尿道留置カテーテルの適応

- 以下の場合は尿道留置カテーテルの留置の適応しゅるが，可能な限り早期に抜去する．
  - 急性の尿閉または尿路閉塞．
  - 重篤患者の尿量の正確な測定が必要．
  - 特定の外科手技の周術期使用（できるだけ早く抜去．できれば24時間以内）．
    - ・泌尿生殖器の隣接する臓器で手術を受ける患者．
    - ・長時間手術が予測される患者（麻酔後回復室で抜去）．
    - ・術中に大量の輸液または利尿剤を受けることが予測される患者．
    - ・尿失禁のある手術患者．
    - ・尿量の術中モニタリングが必要．
  - 尿失禁患者の仙骨部または会陰部の解放創の治癒を促す必要がある．
  - 患者を長期に固定する必要がある（例 胸椎または腰椎が潜在的に不安定）．
  - 終末期ケアの快適さを改善する必要がある．

> **ココがポイント！** 尿失禁患者または入居者の排尿を介助する代わりに，留置尿道カテーテルの挿入をすることは避ける．

感染対策

- 以下の場合，尿道留置カテーテル使用を避ける．
  - 尿失禁患者または入居者の看護の代わりのため．
  - 自発的に排尿ができる患者の培養やその他の検査のため．
  - 適切な適応がない術後の長期使用．
  - 硬膜外麻酔・鎮痛を受ける患者への常用．

2. 尿道留置カテーテルの適切な手技

- カテーテル器材や挿入部位に接触する前後に手指衛生をする．
- 無菌的なカテーテル挿入と維持方法を理解する，適切な訓練を受けた医療従事者が実施する．
- カテーテルは，滅菌材料を使用して，無菌操作で挿入する．
  - 尿道は，滅菌手袋，滅菌ドレープ，綿球を使用し，適切な消毒薬または滅菌水や生理食塩液を使用して清浄化する．
  - 挿入の際は単回使用の潤滑剤を使用する．
  - カテーテルを引っ張らないようにするために，尿道留置カテーテルを適切に固定する．
  - 尿道外傷を最小限にするため，十分な尿量を確保できる，できるだけ細いカテーテルを選択する．

3. 尿道留置カテーテル維持の適切な手技

- 持続閉鎖導尿システムを無菌状態で維持する．
  - 無菌操作の破綻，接続の切断，漏れが起きた場合，無菌操作で交換する．
  - 可能なら，事前に接続された閉鎖式カテーテルチューブシステムで接続部が密封されたものを選択する．
- 尿流を妨げない．
  - カテーテルと導尿チューブがもつれないようにする．
  - 採尿バッグは膀胱より低い位置に維持する．ベッドサイドにバッグをつりさげるとき，車椅子やストレッチャーを使用する際に，膀胱よりバッグが高い位置にきたり，床にバッグがついたりしないように工夫する．
  - 患者ごとに別々の採尿容器を使用して定期的にバッグを

ココがポイント！
- 尿道留置カテーテルを無菌的に挿入するためには，あらかじめ必要な物品がすべてパックされたトレーを使用すると容易である．
- カテーテルとチューブの接続をはずした場合はできるだけ早く閉鎖式システムを交換する．

感染対策

空にする．その際，採尿容器と排尿栓が触れないようにする．
- カテーテルや採尿システムを操作するときは清潔な手袋とガウンを使用する．
- 定期的に尿道留置カテーテルまたはバッグを交換しない．
  - 閉塞が起こり尿流が悪くなった場合は交換する．
- CAUTI予防目的で抗菌薬を全身投与しない．
  - 予防投与の効果があるのは初めの4日間だけで，その後は効果がなく耐性菌の出現につながる．
- CAUTI予防目的で消毒薬による尿道周囲の清浄化をしない．日常的な衛生管理（例 入浴時の尿道面の洗浄や陰部洗浄）は，爽快感確保のために必要である．
- 閉塞が予測（例 前立腺手術，膀胱手術の後に出血を伴って起こる）されない場合は膀胱洗浄をしない．
  - 閉鎖が予測される場合は，閉鎖式の持続洗浄を行う．
- CAUTI予防目的で，抗菌薬による膀胱洗浄をしない．
- CAUTIを予防するために，消毒薬または抗菌薬を，採尿バッグに注入しない．
- 抜去前に尿道留置カテーテルをクランプする必要はない．
- 無菌的に尿サンプルを採取する．
  - ニードルレスサンプルポートを消毒した後，尿を吸引．
  - 特別な分析（培養以外）のために，排尿バッグから無菌的に大量尿を採取．
  - 尿のサンプリングのために，ニードルレスシステムのサンプリングポートがあるものを使用すると，閉鎖が破綻されず，医療従事者の針刺しを予防できる．

尿道留置カテーテルの感染対策

> **ココがポイント！** 不必要な尿道留置カテーテルを留置しないことが重要であると同時に，不必要な蓄尿をしないことは，耐性菌などの感染の機会を少なくするために重要である．

MEMO

カテーテルの素材

- シリコンカテーテルは，長期カテーテル留置患者において，痂疲形成を低減する．
- CAUTI予防のために，銀コーティングカテーテルや，抗菌薬を被覆したカテーテルを常用しない．

4. 無菌的な尿道留置カテーテルの留置方法
(必要物品が滅菌トレーにすべて入っている場合)

《トレーの中身》
- 滅菌シーツ．
- 滅菌手袋．
- 単包の消毒薬滅菌水入り注射器．
- 単包の潤滑油．
- カテーテルと排尿バッグがあらかじめセットされた閉鎖式システム．
- 攝子．
- ガーゼ．

《留置手順》(図2)
① 手指衛生をする．
② 患者の準備をする．
  - 大腿部をバスタオルなどで覆い，プライバシー保護に努める．
③ 導入に必要な器材が入った滅菌トレーを開く．
一番外の包装をはずしたら，内装紙の内側に触らないように包装紙の外側をもって開く．この包装紙のエリアは無菌エリアとして使用する．
④ 滅菌シーツを他の滅菌器材に触らないように取り出す．
⑤ 滅菌シーツを患者の臀部の下に敷く．その際，上になる面には手で触らないようにする．
⑥ 手指衛生をする．
⑦ 滅菌手袋を取り出し，表面を汚染しないように装着する．
⑧ 消毒薬を取り出し，滅菌綿球にまんべんなく注ぐ．
⑨ 滅菌水の注射器のキャップをはずし，トレーの中に置いておく．
⑩ 潤滑剤をトレーの潤滑剤スペースに注ぐ．
⑪ カテーテルの包装をはずす．
⑫ カテーテルと排尿バッグは一体となっているので，作業の邪魔にならないように内装紙で確保した滅菌領域の上に置いておく．
⑬ 排尿チューブのストッパーがクランプされていることを確かめる．
⑭ 消毒用綿球を攝子で取り，尿道口周囲を消毒する．
  - **男性の場合**：陰茎を持ち上げ，尿道口から外に向かって円を描くように消毒する．2回目，3回目と行う場合も尿道口側から遠隔へと消毒をしていく．
  - **女性の場合**：陰唇を開きながら陰唇の左右，尿道口の順に上から下へと消毒をする．綿球は1回の上から下への

感染対策

消毒ごとに交換する.
⑮ 陰茎や陰唇に触れなかった手(攝子を持った手)でカテーテルを持ち,先端に潤滑剤を塗布する.
⑯ 陰茎や陰唇に触れた手で陰茎を持ち上げたり陰唇を開いたりして,尿道口からカテーテルを挿入する.攝子などでカテーテルを挿入すると,破損につながるので,滅菌を保ったほうの手で挿入する.
⑰ バルーン部分が膀胱内に入ったことを,尿の流出で確認する.
⑱ 滅菌水をカテーテルバルブからゆっくり注入する.抵抗があるようであれば,バルーンが膀胱内に到達していないことを疑う.
⑲ ガーゼで挿入部を拭く.
⑳ 手袋をはずす.
㉑ カテーテルを,男は陰茎を上げ腹部の上で,女性は大腿の上で絆創膏や専用の固定器具などで固定する.
㉒ 手指衛生をする.

ココがポイント! **無菌操作の秘訣は,滅菌手袋をして無菌を保つ手も決めて,その手が汚染しないように作業を進める.**

方法

1 手指衛生をする	**2** トレイを無菌操作で取り出す。無菌エリアを確保するため、包装紙の外側を持って広げる	**3** 一番上にあるシーツを他のものに触れないように取り出す
4 シーツの下に手を入れ上面に触れないように患者の臀部の下に広げる ※必要に応じ擦式消毒用アルコール薬による手指衛生を行う ※タオルなどをかけてプライバシー保護に注意する	**5** 滅菌手袋を着用し、トレイを清潔領域に準備する	**6** 綿球の上に消毒薬を注ぐ
7 滅菌水入りシリンジのキャップをはずす	**8** 水溶性潤滑剤をトレイ内のスペースに絞り出しておく	**9** カテーテルを覆っている袋のミシン目を裂き、袋を取り除く ※排尿チューブのストッパーがクランプされているか確認する

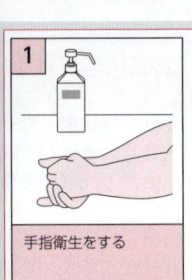

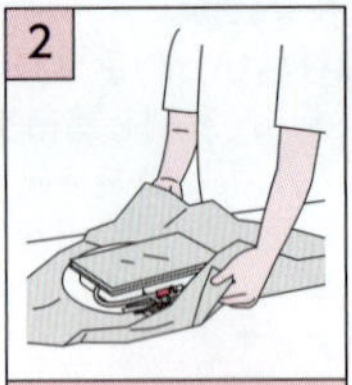

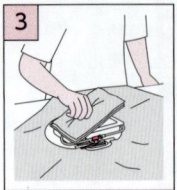

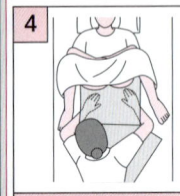

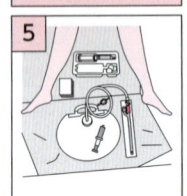

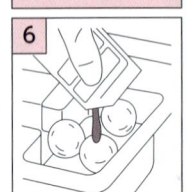

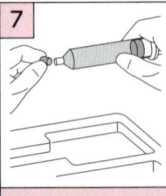

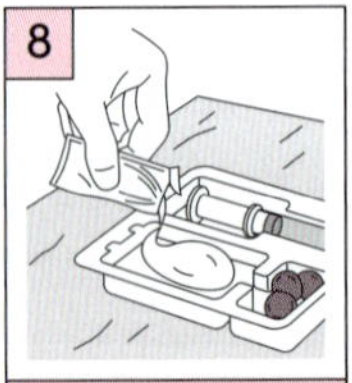

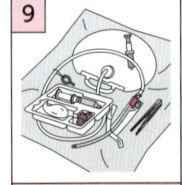

■図2 尿道留置カテーテルの留置方法

(メディコン：トレイ型閉鎖式導尿システムバード®I.C.シルバーフォーリートレイ®の使用手順（パンフレット）. 2013年4月1日より改変)

方法

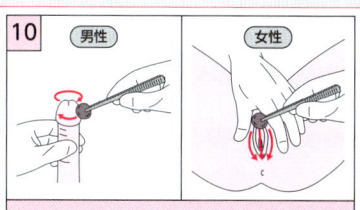

10	男性 / 女性

消毒薬を浸した綿球で，外尿道口周辺の消毒を行う．ポビドンヨード液は酸化還元することで効果を発揮するため乾燥するまで待つ
※綿球は1回の手順ごとに廃棄する

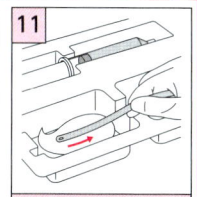

11

陰部に触れなかった清潔なほうの手でカテーテルを保持し，あらかじめ絞り出した潤滑剤をカテーテルに塗布する

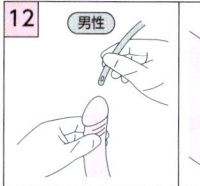

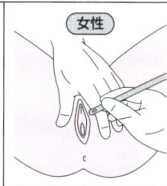

12	男性 / 女性

陰部に触れたほうの手で陰部を保持し，清潔なほうの手でカテーテルを注意深く挿入する．バルーン部が膀胱内に達したことを最初の排尿で確認する
※カテーテルを鉗子などで保持して挿入しない．カテーテルが損傷したり，インフレーションルーメンが閉塞したりして抜去できなくなる可能性がある

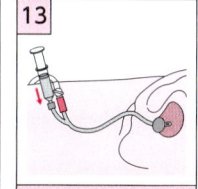

13

滅菌シリンジにあらかじめ準備しておいて，滅菌水をカテーテルバルブからゆっくりと注入する．その後ガーゼで陰部を拭いて手袋をはずす

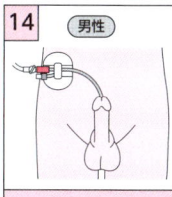

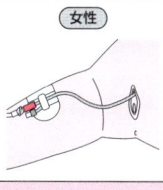

14	男性 / 女性

カテーテルを正しい位置に固定する
※男性：陰茎を上げ上腹部に固定する（手術など短期の場合は下向き固定の場合もある）
※女性：大腿部に固定する

15

採尿バッグをベッドの適切な位置に固定し，導尿チューブをたわみのないようベッドシーツにクリップなどで固定する
※使用済み器材を廃棄し，石けんと流水による手洗い，もしくは擦式消毒用アルコール薬による手指衛生をする

■図2　尿道留置カテーテルの留置方法（つづき）

尿道留置カテーテルの感染対策

appendix
サーベイランスの方法—血管内留置カテーテル感染症

- 血管内留置カテーテル感染症の算出式は，以下のとおり．

$$\text{中心ライン感染症} = \frac{\text{中心ラインを挿入した患者における血流感染の数}}{\text{中心ラインの延べ使用日数}} \times 1,000^{*1}$$

[*1] 1,000日あたりの感染数として計算することで，同じ判定基準で分子を収集している施設と比較できる．

- 器具の使用率は，以下の式で算出する[*2]．

$$\text{器具使用比} = \frac{\text{中心ラインの延べ使用日数}}{\text{その部署の延べ患者日数}}$$

[*2] この計算方法は，VAP，カテーテル関連尿路感染のサーベイランスと同じ．

■分母データの収集方法
① 中心ラインを挿入している患者の数を1日1回，同じ時刻に数える．
② 中心ラインは，1患者につき1本と数える．
③ 中心ラインが挿入されている期間は毎日数え，月ごと，部署ごとに集計する．

※中心ラインをデバイス日，患者を患者日という．

■分子データの収集方法
- 以下の判定基準を使用し「感染」と判定した場合を血流感染（blood stream infection：BSI）とする．
- 入院時にすでに血流感染と診断された患者や入院後48時間を経過していない患者は除く．ただし，入院後に新たに感染症を獲得したことを強く示唆する場合は感染の判定基準（表1）に照らし合わせ確認する．

■表1　血流感染判定基準
◎検査で確定した血流感染（LCBI）

	要素1	要素2	要素3
基準1 （要素1＋要素2を満たすこと）	1回以上の血液培養[*3]から「認定された病原体」[*4]が分離される	血液から培養された微生物は他の部位の感染に関係がない	
基準2 （要素1＋要素2＋要素3を満たし，3つの要素は1暦日の間隔を超えない範囲で発生していること）	以下の徴候や症状が少なくとも1つある：発熱（38℃を超える），悪寒戦慄，低血圧	陽性の検査結果が他の部位に関係がない	同一の一般の皮膚汚染菌（類ジフテリア［Corynebacterium属，C.diphtheriaeを除く］，バシラス属［B.anthracisは除く］，Propionibacterium属，コアグラーゼ陰性ブドウ球菌［S.epidermidisを含む］，viridans群連鎖球菌，Aerococcus属，Micrococcus属）が別々の機会に採取された2回以上の血液培養[*5]から培養される
基準3 （要素1＋要素2＋要素3を満たし，3つの要素は1暦日の間隔を超えない範囲で発生していること）	1歳以下の患者で，以下の徴候や症状が少なくとも1つある：発熱（深部体温で38℃を超える），低体温（深部体温で36℃未満），無呼吸，徐脈	陽性の検査結果が他の部位に関係がない	同一の一般の皮膚汚染菌（類ジフテリア［Corynebacterium属，C.diphtheriaeを除く］，バシラス属［B.anthracisは除く］，Propionibacterium属，コアグラーゼ陰性ブドウ球菌［S.epidermidisを含む］，viridans群連鎖球菌，Aerococcus属，Micrococcus属）が別々の機会に採取された2回以上の血液培養[*3]から培養される

[*3] 1回の採血から最低1本の血液培養ボトルに少なくとも1つの微生物が生えたと検査室から報告されること．

[*4] 一般の皮膚汚染菌と考えられる微生物を含まない（基準2，3の要素2参照）．

[*5] 少なくとも2回以上の血液検体が2暦日以内に採取された場合．

　　　例　・月曜日と火曜日に採取された血液培養．
　　　　　・8時と8時15分に採取された血液培養．

サーベイランスの方法

■表1　血流感染判定基準（つづき）
◎粘膜バリア障害のある検査で確定した血流感染（MBI-LCBI）

2013年以降，以下の基礎疾患のいずれかを満たす場合

	要素1	要素2
基準1 （要素1＋要素2を満たすこと）	どの年齢の患者においても，LCBIの基準1を満たし，以下の腸管微生物のいずれかが1回以上血液培養で検出され，その他の微生物が分離されていないこと[*6] *Bacteroides*属，*Candida*属，*Clostridium*属，*Enterococcus*属，*Fusobacterium*属，*Peptostreptococcus*属，*Prevotella*属，*Veillonella*属，腸内細菌科（*Citrobacter*, *Enterobacter*, *Escherichia*, *Klebsiella*, *Proteus*, *Salmonella*, *higella*, *Yersinia*）	患者が以下の1つ以上を満たすこと ① 過去1年間に同種造血幹細胞移植を受けており，同一の入院中に血液培養陽性として以下の記述があるもの 　ⓐ グレードⅢかⅣ[*7]の消化管移植対宿主病（GVHD） 　ⓑ 血液培養陽性の検体が採取された日かそれより7日前以内に，24時間で1L以上（18歳未満の患者に対しては24時間で20mL/kg以上）の下痢 ② 血液培養陽性の検体が採取された日かそれより3日前以内に，絶対好中球数または全白血球数が500個/mm³未満が少なくとも異なった2暦日にみられる，と定義される好中球減少状態にある
基準2 （要素1＋要素2を満たすこと）	どの年齢の患者においても，LCBIの基準2を満たし，血液培養でviridans群連鎖球菌のみが検出され，その他の微生物が分離されていないこと[*6]	患者が以下の1つ以上を満たすこと ① 過去1年間に同種造血幹細胞移植を受けており，同一の入院中に血液培養陽性として以下の記述があるもの 　ⓐ グレードⅢかⅣ[*7]の消化管移植対宿主病（GVHD） 　ⓑ 血液培養陽性の検体が採取された日かそれより7日前以内に，24時間で1L以上（18歳未満の患者に対しては24時間で20mL/kg以上）の下痢 ② 血液培養陽性の検体が採取された日かそれより3日前以内に，絶対好中球数または全白血球数が500個/mm³未満が少なくとも異なった2暦日にみられる，と定義される好中球減少状態にある

■表1 血流感染判定基準（つづき）
◎粘膜バリア障害のある検査で確定した血流感染（MBI-LCBI）

2013年以降，以下の基礎疾患のいずれかを満たす場合

	要素1	要素2
基準3 （要素1＋要素2を満たすこと）	1歳以下の患者において，LCBIの基準3を満たし，血液培養でviridans群連鎖球菌のみが検出され，その他の微生物が検出されていないこと	患者が以下の1つ以上を満たすこと ① 過去1年間に同種造血幹細胞移植を受けており，同一の入院中に血液培養陽性として以下の記述があるもの 　ⓐ グレードⅢかⅣ[*7]の消化管移植対宿主病（GVHD） 　ⓑ 血液培養陽性の検体が採取された日かそれより7日前以内に，24時間で20mL/kg以上の下痢 ② 血液培養陽性の検体が採取された日かそれより3日前以内に，絶対好中球数または全白血球数が500個/mm³未満が少なくとも異なった2暦日にみられ，上昇をいう好中球減少状態にある

[*6] 分離されればLCBIの基準を満たす認定された病原体（例 *S.aureus*）や一般皮膚常在菌（例 コアグラーゼ陰性ブドウ球菌）が血液培養から分離されないこと．
[*7] グレードⅢかⅣの消化管移植対宿主病（GVHD）とは以下のように定義される．
　・成人：腹痛を伴う1日あたり1L以上の下痢または腸閉塞．
　・小児：1日あたり体重1kgあたり20mL以上の下痢．

(CDC/NHSN Surveillance Definition of Healthcare-Associated Infection and Criteria for Specific Types of Infections in the Acute Care Setting, January 2013を著者が訳し表にして一部省略)

appendix
肺炎のフローダイアグラム

胸部X線所見の基準を満たした場合のみこのフォームを完成できる

放射線学的所見

（循環器または呼吸器の）基礎疾患がある患者で，連続2回以上の胸部撮影で以下のいずれかを認める	（循環器または呼吸器の）基礎疾患がない患者で，1回以上の胸部撮影で以下のいずれかを認める
☐ 新たに出現または増悪し，かつ，持続する浸潤影 ☐ 浸潤陰影 ☐ 空洞形成 ☐ 1歳以下の場合，気瘤	☐ 新たに出現または増悪し，かつ，持続する浸潤影 ☐ 浸潤陰影 ☐ 空洞形成 ☐ 1歳以下の場合，気瘤

臨床症状・徴候

免疫抑制者に以下のいずれかを認める
- ☐ 他に原因のない>38℃の発熱
- ☐ 他に原因のない意識レベル変化（70歳以上）
- ☐ 新たな膿性痰の出現，痰の性状の変化，気道分泌物の量や吸引頻度の増加
- ☐ 咳嗽の出現や増悪，呼吸困難，頻呼吸
- ☐ 副雑音の聴取
- ☐ ガス交換の悪化（酸素飽和度の低下〈例〉$PaO_2/F_1O_2≦240$），酸素投与量や呼吸器による補助の程度が増加）
- ☐ 血痰
- ☐ 胸膜炎性の胸痛

以下のうち，少なくとも1つを認める
- ☐ 他に原因のない>38℃の発熱
- ☐ 白血球減少（<4,000個/mm³）または増加（≧12,000個/mm³）
- ☐ 70歳以上の患者において他に原因のない意識レベルの変化

以下のうち，少なくとも2つを認める
- ☐ 新たな膿性痰の出現，痰の性状の変化，気道分泌物の量や吸引頻度の増加
- ☐ 咳嗽の出現や増悪，呼吸困難，頻呼吸
- ☐ 副雑音の聴取
- ☐ ガス交換の悪化（酸素飽和度の低下〈例〉$PaO_2/F_1O_2≦240$），酸素投与量や人工呼吸器による補助の程度が増加）

以下のうち，少なくとも1つを認める
- ☐ 新たな膿性痰の出現，痰の性状の変化，気道分泌物の量や吸引頻度の増加
- ☐ 咳嗽の出現や増悪，呼吸困難，頻呼吸
- ☐ 副雑音の聴取
- ☐ ガス交換の悪化（酸素飽和度の低下〈例〉$PaO_2/F_1O_2≦240$），酸素投与量や人工呼吸器による補助の程度が増加）

(Horan TC, Andrus M, Dudeck MA：CDC/NHSN surveillance definition of health care-associated infection and criteria for specific types of infections in the acute care setting. Am J Infect Control 2008 Jun；36（5）：309-32を著者が訳し一部省略)

検査結果　　　　　　　※……▶ は免疫不全

肺炎のフローダイアグラム

以下の少なくとも1つを認める
- [ ] 48時間以内の間隔で採取された血液および喀痰培養でカンジダ属陽性
- [ ] 汚染が最小限となる方法（BAL, PSB）で採取された下気道検体から，真菌または*Pneumocytis carinii*が以下のいずれかの方法で陽性
  - 直接顕微鏡検査
  - 培養で真菌陽性

→ **PNU3：免疫抑制患者における肺炎**

以下の少なくとも1つを認める
- [ ] 気道分泌物よりウイルスかクラミジアを検出
- [ ] 気道分泌物がウイルス抗原や抗体陽性
- [ ] ペア血清でIgGが4倍以上増加
- [ ] クラミジアやマイコプラズマPCR陽性
- [ ] クラミジアのMicro-IF試験陽性
- [ ] 気道分泌物や組織の培養かMicro-IF試験でレジオネラ属陽性
- [ ] RIAまたはEIAで*Legionella pneumophila* serogroup1抗原が尿中から検出
- [ ] 間接IFAでペア血清中の，*L.pneumophila* serogroup1抗体価が4倍以上増加し，≧1：128に上昇

→ **PNU2：検査結果により判定されるウイルス，レジオネラ，クラミジア，マイコプラズマおよび他の異型肺炎**

PNU2：検査結果により判定される細菌または糸状真菌による肺炎

以下の少なくとも1つを認める
- [ ] 他の原因がない血液培養陽性
- [ ] 胸水培養陽性
- [ ] 汚染が最小限となる方法（気管支肺胞洗浄液BAL, protected specimen brushing〈PSB〉など）で採取した下気道検体が定量培養陽性
- [ ] 直接顕微鏡検査（グラム染色など）において，BALで採取した細胞の≧5％に細胞内細菌を確認
- [ ] 病理組織学的検査で以下のうち1つ以上の所見を認める
  ・気道・肺胞における膿瘍形成や浸潤の中心部に多量の好中球の集積
  ・肺実質の定量的培養陽性（≧10^{4}CFU/g）
  ・真菌糸，または擬糸による肺実質への浸潤

→ **PNU1：臨床症状により判定される肺炎**

appendix
肺炎のフローダイアグラム 幼児・小児用

胸部X線所見の基準を満たした場合のみこのフォームを完成できる

循環器または呼吸器の基礎疾患がある患者で，連続2回以上の胸部撮影で下記のいずれかを認める	循環器または呼吸器の基礎疾患がない患者で，1回以上の胸部撮影で下記のいずれかを認める
☐ 新たに出現または増悪し，かつ，持続する浸潤影 ☐ 浸潤陰影 ☐ 空洞形成 ☐ 1歳以下の場合，気瘤	☐ 新たに出現または増悪し，かつ，持続する浸潤影 ☐ 浸潤陰影 ☐ 空洞形成 ☐ 1歳以下の場合，気瘤

≦1歳 / >1歳から≦12歳

≦1歳

ガス交換の悪化（酸素飽和度の低下，酸素投与量や呼吸器による補助の程度が増加）を認める．さらに，以下のうち3つ以上を認める

- ☐ 他に原因のない体温の変動
- ☐ 白血球減少（＜4,000個/mm³）または白血球増加症（≧15,000個/mm³）と左方移動（桿状核球10%以上）
- ☐ 新たな膿性痰の出現，痰の性状の変化，気道分泌物の量や吸引頻度の増加
- ☐ 無呼吸，頻呼吸，胸郭の陥没または呻吟を伴う鼻翼呼吸
- ☐ 副雑音
- ☐ 咳
- ☐ 徐脈（＜100回/分）または頻脈（＞170回/分）

>1歳から≦12歳

以下のうち3つ以上を認める

- ☐ 他に原因のない＞38.4℃の発熱または＜36.5℃の低体温
- ☐ 白血球減少（＜4,000個/mm³）または白血球増加症（≧15,000個/mm³）
- ☐ 新たな膿性痰の出現，痰の性状の変化，気道分泌物の量や吸引頻度の増加
- ☐ 咳嗽の出現や増悪，呼吸困難，無呼吸，頻呼吸
- ☐ 副雑音の聴取
- ☐ ガス交換の悪化（例 パルスオキシメトリー上＜94%），酸素投与量や呼吸器による補助の程度が増加

PNU1：臨床症状により判定される肺炎

(Horan TC, Andrus M, Dudeck MA：CDC/NHSN surveillance definition of health care-associated infection and criteria for specific types of infections in the acute care setting. Am J Infect Control 2008 Jun；36（5）：309-32を著者が訳し一部省略)

appendix
尿路感染（UTI）の判定基準

基準	SUTI (symptomatic urinary tract infection：症候性尿路感染) 以下の基準のうち少なくとも1つを満たさなければならない
1a	患者は，カテーテル挿入日をDay1として，2暦日を超えて尿道留置カテーテルを挿入しており，さらに最初にすべての要素が満たされたときにカテーテルが挿入されていた さらに 少なくとも以下の徴候または症状のうち1つがある：発熱（>38℃），その他の認められる原因はなく，恥骨上縁の圧痛，肋骨脊柱角の疼痛または圧痛 さらに 尿培養で2種類以下の微生物が≧10^5CFU/mL分離される 基準の要素が決められた期間内に発生し，2つの隣接する要素が1暦日を超えないこと ------または------ 患者は2暦日を超えて尿道留置カテーテルを挿入しており，さらに最初にすべての要素を満たした日または1日前に，カテーテルが抜去されていた さらに 少なくとも以下の徴候または症状のうち1つがある：発熱（>38℃），その他の認められる原因はなく，尿意切迫，頻尿，排尿困難，恥骨上縁の圧痛，肋骨脊柱角の疼痛または圧痛 さらに 尿培養で2種類以下の微生物が≧10^5CFU/mL分離される 基準の要素が決められた期間内に発生し，2つの隣接する要素が1暦日を超えないこと
1b	患者はすべての要素を満たした最初の日または1日前に，2暦日を超える尿道留置カテーテルを挿入されていない さらに 少なくとも以下の徴候または症状のうち1つがある：65歳以下の患者で発熱（>38℃），その他の認められる原因はなく，尿意切迫，頻尿，排尿困難，恥骨上縁の圧痛，肋骨脊柱角の疼痛または圧痛 さらに 尿培養で2種類以下の微生物が≧10^5CFU/mL分離される 基準の要素が決められた期間内に発生し，2つの隣接する要素が1暦日を超えないこと
2a	患者は，カテーテル挿入日をDay1として，2暦日を超えて尿道留置カテーテルを挿入しており，さらに最初にすべての要素が満たされたときにカテーテルが挿入されていた さらに 少なくとも以下の徴候または症状のうち1つがある：発熱（>38℃），その他の認められる原因はなく，恥骨上縁の圧痛，肋骨脊柱角の疼痛または圧痛 さらに

2a	以下の尿検査のうち少なくとも1つが陽性
	検尿陽性は以下の少なくとも1つによって証明する：
	a. 尿検査用スティックで，白血球エステラーゼと亜硝酸塩試験がいずれか陽性または両方が陽性である
	b. 膿尿（遠心沈殿していない尿検体で白血球が≧10個/mm³，または遠心沈殿した尿検体で，白血球が≧5個/ハイパワーフィールド）
	c. 遠心沈殿していない尿のグラム染色で微生物を確認
	さらに
	尿培養で2種類以下の細菌が≧10³，＜10⁵CFU/mL分離される
	基準の要素が決められた期間内に発生し，2つの隣接する要素が1暦日を超えないこと
	------------------------------または------------------------------
	患者は2暦日を超えて尿道留置カテーテルを挿入しており，さらに最初にすべての要素を満たした日または1日前に，カテーテルが抜去されていた
	さらに
	少なくとも以下の徴候または症状のうち1つがある：発熱（＞38℃），その他の認められる原因はなく，尿意切迫，頻尿，排尿困難，肋骨脊柱角の疼痛または圧痛
	さらに
	以下の尿検査のうち少なくとも1つが陽性：
	a. 尿検査用スティックで，白血球エステラーゼと亜硝酸塩試験がいずれか陽性または両方が陽性である
	b. 膿尿（遠心沈殿していない尿検体で白血球が≧10個/mm³，または遠心沈殿した尿検体で，白血球が≧5個/ハイパワーフィールド）
	c. 遠心沈殿していない尿のグラム染色で微生物を確認
	さらに
	尿培養で2種類以下の細菌が≧10³，＜10⁵CFU/mL分離される
	基準の要素が決められた期間内に発生し，2つの隣接する要素が1暦日を超えないこと
2b	患者はすべての要素を満たした最初の日または1日前に，2暦日を超える尿道留置カテーテルを挿入されていない
	さらに
	少なくとも以下の徴候または症状のうち1つがある：65歳以下の患者で発熱（＞38℃），その他の認められる原因はなく，尿意切迫，頻尿，排尿困難，恥骨上縁の圧痛，肋骨脊柱角の疼痛または圧痛
	さらに
	以下の尿検査のうち少なくとも1つが陽性：
	a. 尿検査用スティックで，白血球エステラーゼと硝酸塩試験が（and, or）陽性である
	b. 膿尿（遠心沈殿していない尿検体で白血球が≧10個/mm³，または遠心沈殿した尿検体で，白血球が≧5個/ハイパワーフィールド）
	c. 遠心沈殿していない尿のグラム染色で微生物を確認．
	さらに

2b	尿培養で2種類以下の細菌が≧10^3，＜10^5CFU/mL分離される 基準の要素が決められた期間内に発生し，2つの隣接する要素が1暦日を超えないこと	
基準	ABUTI（asymptomatic bacteremic urinary tract infection:菌血症を伴う無症候性尿路感染）	
	患者はカテーテルが挿入されているいないにかかわらず，徴候や症状がない（例 発熱〈＞38℃〉，尿意切迫，頻尿，排尿困難，恥骨上縁圧痛，肋骨脊柱角の疼痛または圧痛） さらに 尿培養で2種類以下の尿路感染症の原因となる微生物が≧10^5CFU/mL分離される さらに 血液培養で分離された尿路感染の原因となる微生物が，尿培養で分離された微生物と少なくとも1回一致する．または，通常の皮膚の汚染菌であれば別の時期に採取された2回の血液培養と一致する 患者は，カテーテル挿入日をDay1として，2歴日を超えて尿道留置カテーテルを挿入しており，さらに最初にすべての要素が満たされたときにカテーテルが挿入されていた ※尿路感染の原因となる微生物とは：グラム陰性桿菌，*Staphylococcus* spp.，yeasts，β-溶血性 *Streptococcus* spp.，*Enterococcus* spp.，*G.vaginalis*，*Aerococcus urinae*，and *Corynebacterium*（urease positive）	
コメント	●尿路カテーテルチップの培養はするべきではなく，UTIの診断には適さない ●尿培養は，清潔に採取されるかカテーテル挿入をするなど，適切なテクニックで行われなければならない．留置カテーテルから検体を採取する場合は，消毒したサンプルポートから採取する ●乳幼児においては，膀胱カテーテルや恥骨上縁穿刺によって採取する．採尿バックの検体による尿培養陽性は信頼性がないため，カテーテル法や恥骨上縁の穿刺によって無菌的に採取された検体で確証されるのが望ましい ●尿検体はできるだけ早く培養するべきであり，できれば1，2時間のうちに培養する．もし尿を採取して30分以内に検体培養ができないのであれば，冷蔵保存する．冷蔵保存した尿は24時間以内に培養する ●尿検体のラベルには患者に症状があるかどうかを表示するとよい ※ABUTIの報告は，血液培養と尿培養の両方で陽性の場合のみ報告する	尿路感染（UTI）の判定基準

（CDC/NHSN Surveillance Definition of Healthcare-Associated Infection and Criteria for Specific Types of Infections in the Acute Care Setting, January 2013を著者が訳し一部省略）

5章
周術期管理

手術部位感染

概要

- 外科手術の患者では手術部位感染（surgical site infection：SSI）が最も一般的な医療関連感染であり、全医療関連感染の約20％を占めている．
- SSIのうち2/3は切開部分のみの感染，1/3は術中に触れた臓器や体腔が関与するものである（図1）．
- 最も多い切開部分の感染は術中より術後の外的な要因によって感染を受けることも考えられるが，通常，術後24〜48時間で創部は上皮細胞で覆われるとされ，その間を滅菌した被覆材で覆えばその後の感染はないといわれている．したがって，切開部分の感染も術中から術後約48時間（72時間ともいわれる）以内の出来事が大きく影響するものと思われる．

注意！ただし，ドレーンの留置に関しては48時間あるいは72時間が過ぎても，それが留置されている間は感染リスクとなるため，適切な管理が必要となる．

- 医療従事者は，SSI発生のリスク因子を理解し最善を尽くしても，その発生を完全に阻止することはできないが，現時点でのエビデンスに基づきベストを尽くすことが責務である．

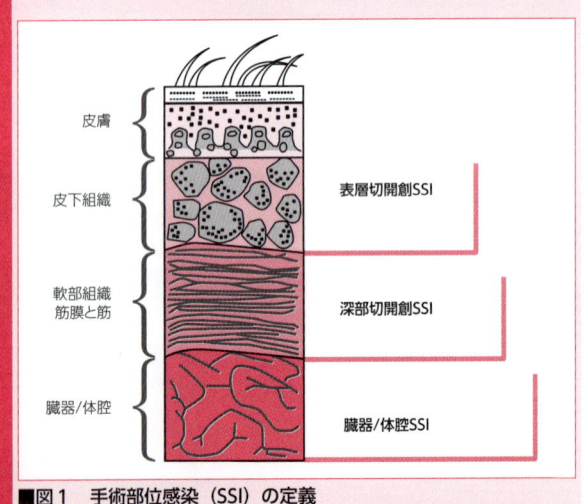

■図1　手術部位感染（SSI）の定義
深さにより3種類に分類される．

術前の感染対策

リスク因子

- 手術部位感染に影響するリスク因子を以下に示す.

■**患者側のリスク因子**
- 年齢.
- 栄養状態.
- 糖尿病.
- 喫煙.
- 肥満.
- 離れて身体部位に同時に存在する感染.
- 微生物の定着.
- 免疫応答の変化.
- 術前入院期間.

■**手術の特殊な状況下によるリスク因子**
- 皮膚の準備.
- 除毛に関すること.

感染対策

■**患者側のリスク因子**

《栄養状態》
- 術前の栄養状態がSSIの発症に影響しているかどうかは証明されていない.
- 予定手術患者に関しては術前の栄養管理よりも,一般的に術後の栄養管理に重点がおかれ,経口栄養はもとより中心静脈栄養や経腸栄養でコントロールされる.
- 栄養状態の改善はSSIの防止手段だけでなく,術後肺炎などの術野外感染(remote infection)の減少効果がある.

《糖尿病》
- 術後48時間以内の血糖値が200mg/dL以上では,SSI発症リスクが高まる.
- 糖尿病患者の術前・術後の血糖コントロールは重要である.

《喫煙》
- 喫煙はSSIの重要なリスク因子である.
- 喫煙者には6〜8週間前からの禁煙指導が術後合併症予防

ココがポイント！
- **手術予定患者をケアする際には上記にあげたリスク因子をチェックしよう！**
- **コントロール不可能な因子もあるが,できるだけリスク回避できるよう観察とケアを提供しよう！**

に効果的であるとする報告がある．しかし，現実的には手術が決定してから手術までの期間に十分な介入ができるかは課題が残る．
- 外来部門の生活指導では，手術が決定した時点で禁煙指導を実施すべきである．

《微生物の定着》
- 黄色ブドウ球菌によるSSI発症は，手術患者が同菌を術前から鼻腔に保菌していることと顕著な関連があることが知られている．
- 特に，心臓外科手術や整形外科手術のような清潔手術の場合は，注意が必要である．
- 鼻腔保菌が，MRSA（methicillin-resistant *Staphylococcus aureus*；メチシリン耐性黄色ブドウ球菌）の場合，ムピロシンによる除菌がSSI防止に有効かどうかは確定しておらず，逆にムピロシンの使用によるMRSAの耐性化が問題となるため，積極的な投与には異論がある．

《免疫応答の変化》
- ステロイド投与とSSI発症リスクについては明らかになっていない．

《術前入院期間》
- 入院期間が長くなればなるほど病院関連感染を獲得するリスクが高まる．
- 手術予定患者の入院は手術1日前が一般的になってきているため，このリスクは低減している．

■手術の特殊な状況下によるリスク因子

《皮膚の準備》
- 術前の皮膚の準備として，まず汚れ，垢などを除去する必要があり，最低でも手術1日前にシャワーまたは入浴をすべきである．さらに，生体消毒薬によるシャワー浴または清拭は皮膚の常在菌を減少させるため，SSI防止に有効であるという報告もある．

注意! SSIの発生との因果関係は必ずしも証明されていない．

- ここでいう生体消毒薬は，クロルヘキシジングルコン酸塩4％液であるが，日本ではシャワー浴は一般的ではない．ただし，清潔手術の皮膚の準備に部分的に生体消毒薬を使用することを考慮してもよい．
- 術前の皮膚の準備として，看護師は皮膚切開部位の皮膚障害（アトピー様，膿疱疹，赤皮疹など）を観察し，医師に報告し，必要なら皮膚科受診も考慮すべきである．

《除毛に関すること》
- 術前の剃刀による除毛は，SSI発症率の増加に結びつく

感染対策

(表1).
- 基本的には除毛はしないが, 除毛せざるを得ない場合 (剛毛) は専用のクリッパーで行う.

■表1 除毛に関する根拠

A　SSI発症率 (563症例)					
剃毛なし 0.6% (1/155)	vs	脱毛剤使用 0.6% (1/157)	vs	剃毛あり 5.6% (12/249)	
術前剃毛時間によるSSI発症率					
術直前 3.1%	vs	術前24時間以内 7.1%	vs	術前24時間以上 20%	
B　SSI発症率 (10年間, 62,939症例)					
剃毛なし 0.9%	vs	電気クリッパー剃毛 1.4%	vs	バリカン®剃毛 1.7%	vs	剃刀剃毛 2.5%

(針原 康:手術と感染防止. 手術医療の実践ガイドライン (改訂版). 手術医学 2013;34:S59より)

これはダメ！ 剃刀は使用しない.

術前の感染対策

術中の感染対策

リスク因子

- 術中の手術部位感染に影響するリスク因子を以下に示す.
  - 手術時手洗い.
  - 皮膚の消毒.
  - 手術時間.
  - 予防抗菌薬の投与.
  - 手術室の換気.
  - 器械の不適切な滅菌.
  - 術中の服装.
  - 手術部位の異物.
  - 手術ドレーン.
  - 手術手技.
  - 止血不十分.
  - 死腔除去の失敗.
  - 組織損傷.

感染対策

■手術時手洗い

- 近年,ブラシによる手洗いからブラシは使用せず(爪部のみ使用)スクラブ剤(抗菌石けん)での揉み洗い後,アルコール手指消毒薬を擦り込むツーステージ・サージカル・スクラブ法(ツーステージ法)が多くの施設で採用された.
- 2002年の『医療現場における手指衛生のためのCDCガイドライン』において,手術時手指消毒には0.5%または1%クロルヘキシジングルコン酸塩(従来より高濃度)が推奨されている.普通石けんで予備洗浄後にクロルヘキシジングルコン酸塩含有アルコール手指消毒薬を擦り込むウォーターレス法が推奨された(図1).この方法は,従来のツーステージ法と同等かそれ以上の効果があり,かつ,短時間で消毒ができ,経済的メリットもあることで日本にも浸透しつつある(表1).
- 手術室の医療従事者はつけ爪,マニキュア,時計,ブレスレットは手指衛生の妨げになるので使用してはならない.しかし,その他の装飾品についての見解は明らかになっていない.

> **ココがポイント!** SSIに最も関連する重要な要素の一つは術中の医師の手技である.それを介助する看護師もポイントを十分把握し,チームワークでより安全性の高い手術看護を提供しよう!

感染対策

予備洗浄
- マスク・帽子など服装が正しいか確認した後，爪をきれいにする
- 清潔な水で手掌，手指，手背，指先（爪部），前腕部を十分に洗浄する．必要に応じ，洗浄剤やスクラブ剤で十分洗浄した後，よくすすぎ，清潔なタオルで手指・前腕を拭き，乾燥させる

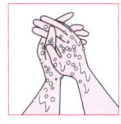

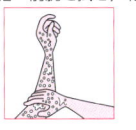

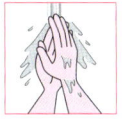

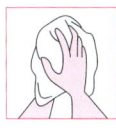

擦式消毒1回目
クロルヘキシジン含有擦式手指消毒薬3mLを手掌にとり，反対の手の指先を薬液につけ，片方の指先，手掌，手背，指間，親指から前腕部まで全体にまんべんなく塗り広げる（タオルは使用しない）

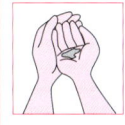

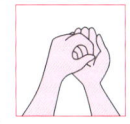

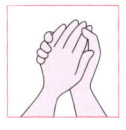

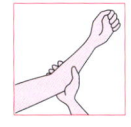

擦式消毒2回目
クロルヘキシジン含有擦式手指消毒薬3mLを手掌にとり，1回目とは反対側の手指および前腕部まで全体にまんべんなく塗り広げる（タオルは使用しない）

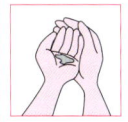

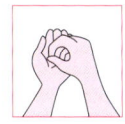

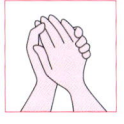

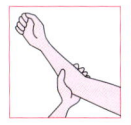

擦式消毒3回目
クロルヘキシジン含有擦式手指消毒薬3mLを手掌にとり，両手の手首まで全体にまんべんなく塗り広げる（タオルは使用しない）

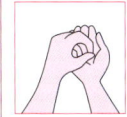

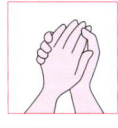

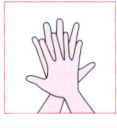

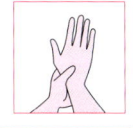

■図1　ウォーターレス法
（吉田製薬ホームページより改変：http://www.yoshida-pharm.jp/wellup/waterless.html）

術中の感染対策

感染対策

■表1　手術時手洗いおよび手指消毒薬の特徴

消毒法	ブラシ使用	スクラブ剤	普通石けん	擦式消毒薬	ペーパータオル	手技時間（目安）	効果持続	必要素材
ブラシ法	○	○			滅菌済み	10分		滅菌ブラシ スクラブ剤
ツーステージ法	△	○		○	滅菌済み	6分	長い	（滅菌ブラシ）スクラブ剤 擦式消毒薬
ウォーターレス法			○	○	非滅菌	4分	長い	石けん 擦式消毒薬

（吉田製薬ホームページより：http://www.yoshida-pharm.jp/wellup/waterless.html）

《手術時の手洗い水》
- 長い間，手術時手洗い水には「滅菌水」を使用することが定められていたが，水道水でも滅菌水でも手洗い後の手指の菌数に差はないと報告された．また，諸外国においても滅菌水を推奨しているガイドラインなどは見あたらず，これらを根拠に2005年2月に医療法施行規則が改正されて，「清潔な手洗い設備」と表現が変更され，これにより，手術時手洗いに水道水を用いることが認められた．

■皮膚の消毒
- 皮膚消毒薬は患者のアレルギーなどを考慮し選択するべきである．
- 手術時に最も汎用される消毒薬としては，アルコール製剤，クロルヘキシジングルコン酸塩，ポビドンヨードがある（表2）．
- アルコールは即効性はあるが持続活性はなく，クロルヘキシジングルコン酸塩およびポビドンヨードには持続活性があるのが特徴で，手術野の消毒には適している．
- 一方，クロルヘキシジングルコン酸塩とポビドンヨードの効果比較では，クロルヘキシジングルコン酸塩がポビドンヨードより皮膚常在菌の減少効果が高いことも知られている．

注意! 電気メス，レーザードリルなどの着火源になり得る器具の使用時に可燃性のあるアルコール製剤を用いる際は，火傷および火災には十分な注意が必要である．

《インサイズドレープ》
- インサイズドレープとは，皮膚切開部にあらかじめ密着させ，皮膚常在菌による創部の汚染を防ぐ目的で使用される薄い透明または半透明のフイルム剤のことである．

■表2 手術野消毒に使用する生体消毒薬とその濃度

対象	薬物
正常皮膚	0.1〜0.5%クロルヘキシジンアルコール
	7.5%,10%ポビドンヨード
	0.5%クロルヘキシジン
熱傷皮膚	10%ポビドンヨード
皮膚創傷部位	0.05%クロルヘキシジン
	10%ポビドンヨード
	原液あるいは2〜3倍希釈オキシドール
	0.025%塩化ベンザルコニウム
	0.025%塩化ベンゼトニウム
粘膜およびその他の創傷部位	10%ポビドンヨード
	0.025%塩化ベンザルコニウム
	0.025%塩化ベンゼトニウム
腟洗浄	0.02〜0.05%塩化ベンザルコニウム
	0.025%塩化ベンゼトニウム
結膜嚢	0.05%以下のクロルヘキシジン
	0.01〜0.05%塩化ベンザルコニウム
	0.02%塩化ベンゼトニウム

(針原 康:手術と感染防止.手術医療の実践ガイドライン(改訂版).手術医学 2013;35:S63より)

- 主に清潔手術(心臓外科,整形外科)での使用が推奨され,使用時に皮膚に密着しはがれないため,効果が期待できる.

■予防抗菌薬の投与
- 予防抗菌薬の目的は,組織を無菌にするためのものではなく,術中の汚染による細菌量が宿主の防衛機能で制圧できるレベルまで低下させるもので,厳密に実施時間を限定した補助的手段である.
- 予防抗菌薬は執刀30分〜1時間以内に開始して,閉創から2〜3時間で終了し24時間を超えないことが推奨されているが,日本では術後48時間〜3日間の投与が一般的である.
- 術中再投与は,使用薬剤の半減期によって決まるが,薬剤によりばらつきがあるためおおよそ2〜3時間ごとに投与されることが多い.
- 表3に日本で推奨されている術後感染予防抗菌薬を示す.

■表3　日本で推奨される術後感染予防抗菌薬

手術部位		選択薬	
心臓・血管外科		CEZ;1g	
食道・胃・十二指腸		CEZ;1g	
胆管		CEZ;1g or PIPC;2g	CTM;1g
結腸・直腸		CMZ;1g or FMOX;1g	SBT/ABPC;3g
虫垂（穿孔なし）		CMZ;1g or FMOX;1g	SBT/ABPC;3g
頭頸部	副鼻腔・咽頭開放（+）	CEZ;1g+CLDM;600mg	SBT/ABPC;1g
	副鼻腔・咽頭開放（-）	CEZ;1g	
産婦人科	子宮摘出	CMZ;1g or FMOX;1g	SBT/ABPC;3g
	帝王切開	CEZ;1g	
整形外科		CEZ;1g	SBT/ABPC;3g
泌尿器	腸管利用（+）	CMZ;1g or FMOX;1g	SBT/ABPC;3g
	腸管利用（-）	CEZ;1g	
	体外衝撃波破砕	LVFX;500mg or CPFX;300mg	ST合剤;2錠
乳腺・ヘルニア		CEZ;1g	

（JAID/JSC感染症治療ガイド委員会編：術後感染予防．JAID/JSC感染症治療ガイド2011．日本感染症学会・日本化学療法学会；2012．p.186より）

■手術室の換気
- 手術室の空調は，高度清潔区域でHEPAフィルタ[*1]を介した層流方式による高度な清浄度が求められる．
- 一般手術室は，室内の空気清浄度や温湿度に留意するとともに，周囲の諸室より陽圧を維持しなければならず，バイオクリーン手術室は医療施設内で最も高い空気清浄度クラスを確保しなければならない．
- ただし，空気感染対策の必要な患者の手術の場合は陰圧換気にして，手術に携わる医療従事者はN95マスク（p.151参照）を着用しなければならない．
- 手術室の空気の微生物レベルは，室内で動き回る人数に正比例するとの報告から，術中の人の往来は最小限にする必要があり，ドアの開けっ放しにも注意しなければならない．

[*1] HEPAフィルタ：定格風量で粒径が0.3μmの粒子に対して99.97%以上の粒子捕集率をもち，かつ初期圧力損失が245Pa以下の性能をもつエアフィルタ（JIS-Z-8122〈コンタミネーションコントロール用語〉より）．

■器械の不適切な滅菌
- 術中問題となる不適切な滅菌は，緊急に滅菌をしなければならなくなった場合にしばしば使用される「フラッシュ滅菌

感染対策

法」である.
- フラッシュ滅菌法は,短時間で結果の出る適切なインジケーターがない,器材が包装されていない,滅菌器から使用現場まで開放容器で搬送されることなどから,不適切な滅菌法と位置づけられる.
- フラッシュ滅菌法に頼ることのない緊急時の対応を考慮すべきである.

■術中の服装(手術着,マスク,手術帽について)

- 手術室の医療従事者の着用するユニホームは,単純な構造で動きやすく,また洗濯しやすい素材が使用されている.しかし,ユニホームとSSI防止との関係性は不明であり,手術室に入室しても手術に無関係な場合は必ずしも手術室専用ユニホームを着用する必要はない.
- 一方,術者や介助者が滅菌ガウンを着用するのは術野に接触する可能性があるためであるが,これらとSSI防止の関連性も不明である.
- しかし,術者や介助者の皮膚に付着している微生物や髪の毛を覆い,手術室や術野の汚染を防ぐことは重要であり,血液・体液の曝露防止は最重要であるといえる.
- 手術室入室の際の靴の履き替えもSSI防止には関係がない.原則,履き替えの必要はないが,術者や介助者の靴への血液・体液汚染を避けるために,専用の靴に履きかえることは自由である.
- 靴カバーの使用も推奨されるが,履き心地やコストの問題があり一般化していないのが現状である.

術中の感染対策

術後の感染対策

リスク因子
- 術後の手術部位感染に影響するリスク因子を以下に示す．
  - 術直後の体温維持．
  - 術後約48時間（72時間ともいわれる）までの創管理．
  - ドレーン管理．

感染対策

■術直後の体温維持
- 術直後の体温が36℃未満の場合は低体温と定義され，さまざまな合併症の原因になるといわれている．
- SSI発症リスクも例外ではない．
- 術直後の保温は重要なケアの一つである．

■術後約48時間（72時間ともいわれる）までの創管理
- 術後の切開創は，術後24〜48時間（72時間ともいわれる）までに上皮細胞で覆われ，その間を滅菌した被覆材で覆えばその後の感染はないといわれている．
- 手術室で閉創後，透明な滅菌ドレッシング剤で密閉し，48時間または72時間が経過すれば糸が付いたまま何も覆わなくても感染しないとされ，シャワーなども可能となる．
- 実際は，痛みなどもあるため，抜糸までドレッシング剤で覆ったままのことが多い（図1）．

■ドレーン管理
- ドレーンは閉鎖式ドレーンを使用し（図1），できるだけ早期に抜去することが望ましい．
- ドレーンが挿入されている間は，排液の管理と挿入部の清潔管理が必要である．
- ドレーン操作時は標準予防策を遵守し，適正な操作を実施する．

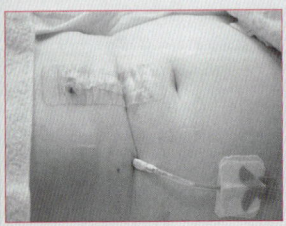

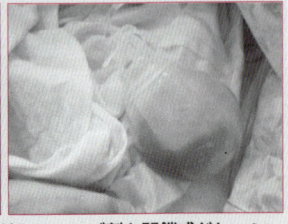

■図1　切開創に貼付された透明ドレッシング剤と閉鎖式ドレーン

MEMO

SSIケアバンドル

- ケアバンドル (care bundle) とは，世界的キャンペーン「10万人の命を救おう」の一環で米国医療保健改善協会 (Institute for Healthcare Improvement：IHI) が開発した手法で，エビデンスに基づいた感染予防方法を実際の臨床で実践評価しやすいように3〜5個にまとめたツールである．
- SSIのケアバンドルは，現在のところ最も高いエビデンスに支えられた，必要最低限の項目が以下の4項目である．
  ① 抗菌薬の適切な使用．
  ② 適切な除毛．
  ③ 心臓手術患者術後(2日間)における午前6時の血糖値管理．
  ④ 周術期の適正な体温管理（結腸・直腸手術患者）．

6章
職業感染対策

職業感染対策

概要

　医療従事者は，職務に従事する臨床現場で，多種多様の病原体に曝露されている．血管確保や気管内挿管，おむつ交換などの処置を通じて，その病原体への自身の感染リスクを高める場面も多い．また，医療従事者の感染は，個人の損失にとどまらず，患者や他の医療従事者への感染拡大を引き起こし，特に免疫力の低下している患者においては，重篤化や基礎疾患を増悪させる危険性もはらんでいる．

　医療従事者は，①自身の健康管理に責任をもつ，②ワクチンで予防できる感染症はワクチン接種をうける，③感染症曝露時には必要な予防処置を講じる，④感染症発症時には規定の就業制限に従う，という対策によって，患者や医療従事者相互の感染対策を心がける必要がある．

結核曝露

■結核菌に曝露した場合の接触者健診

- 結核は既往者以外には抗体がないため，曝露により感染しなかったかを追跡する必要がある．
- 保健所に結核発症患者の届け出をし，接触者健診についての指示に従う．
- 接触者は結核患者との接触時間や実施した診療処置の内容，接触時のマスク着用の有無などに基づき，対象者や検査方法などが選出される．
- 原則として結核患者との最終接触から8週間以上経過した後にQFT（クォンティフェロンTB®ゴールド）検査，またはT-Spot（Tスポット®.TB）検査を実施する．

■曝露防御のためのN95マスク

《N95マスク》

- 空気感染を防ぐためにはN95マスクを装着する必要がある．
- N95マスクは，呼吸器感染の原因となる空気感染源の吸入リスクの軽減を目的として開発された着用者保護用マスクである．
- 空気感染隔離室に入室する場合は，必ずN95マスクを正しく着用する．
- N95マスクは，高いフィルター性能があるが，空気感染を防ぐためには，顔とマスクがフィットすることが重要である．
- N95マスクの「N」はNot resistant to oil＝耐油性なしという意味で，「95」は捕集効率95％以上という意味である．
- N95マスクの選択にあたってはフィットテストが必要である（図1）．
    - 自分の顔にフィットするN95マスクの種類，サイズを選択するために，フィットテストを行う必要がある．
    - フィットテストは，単にN95マスクを装着するだけでなく，顔を左右に動かす，顔を上下に動かす，話す（口を動かす），前にかがむなど，業務上の動きを行っても漏れないかどうかを確認することが重要である．
    - 以下の場合，必ずフィットテストを実施する必要がある．
        ① 最初にN95マスクを着用するとき．
        ② N95マスクの銘柄・型番が変更になったとき．
        ③ フィット性に影響があるような顔の変化があったとき．
- 米国規格協会（American National Standards Institute：ANSI）では，最低年1回のフィットテスト実施を勧告している．

感染対策

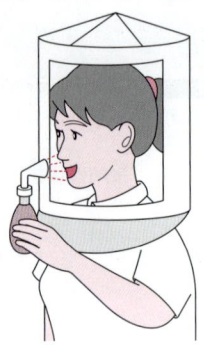

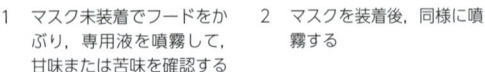

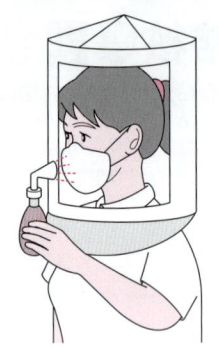

1 マスク未装着でフードをかぶり、専用液を噴霧して、甘味または苦味を確認する

2 マスクを装着後、同様に噴霧する

3 マスク装着が適正であれば甘味または苦味を感じることはない

■図1　フィットテスト
フィットテストキットを使用した場合.

《ユーザーシールチェック》
- 空気感染隔離室に入室する際は，毎回，ユーザーシールチェックを行う必要がある．
- 選択したN95マスクを正しく装着できているかどうか，毎回入室のたびに，ユーザーシールチェックで確認する必要がある（図2）．
- 両手でマスクを完全に覆うようにして，息を吸ったり吐いたりする．もし，N95マスクの周りから息が漏れているようなら，鼻の金具やゴムひもを調整し，改めてユーザーシールチェックを行い，息の漏れがなくなったことを確認する．

注意! 適切なフィットが得られない場合には空気感染隔離室には立ち入らない．

《N95マスクの管理》
- 製品の使用に関し，業者による規定がある場合はそれに従う．
- 通常，壊れる，呼吸が困難になる，顔にフィットしなくなる，また，血液・体液により汚染されるまでは使用可能である．
- 各施設の責任において定められた感染管理手順により保管，再使用する．

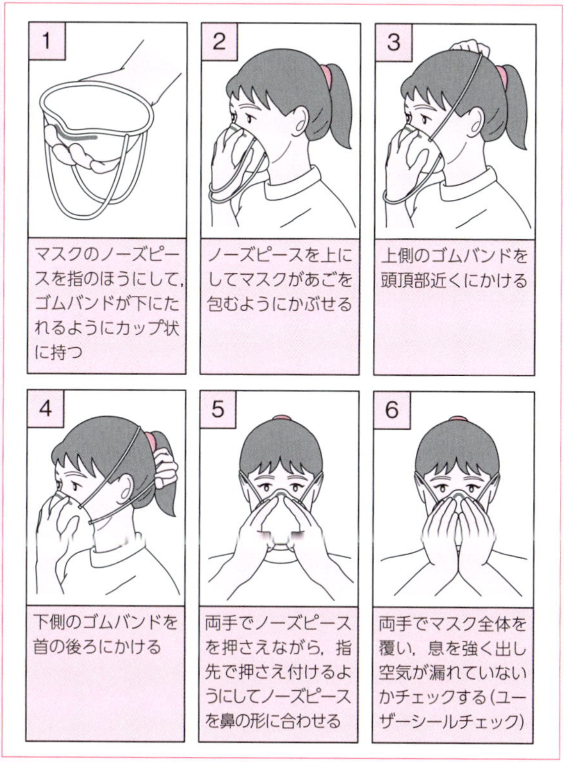

感染対策

1 マスクのノーズピースを指のほうにして，ゴムバンドが下にたれるようにカップ状に持つ	2 ノーズピースを上にしてマスクがあごを包むようにかぶせる	3 上側のゴムバンドを頭頂部近くにかける
4 下側のゴムバンドを首の後ろにかける	5 両手でノーズピースを押さえながら，指先で押さえ付けるようにしてノーズピースを鼻の形に合わせる	6 両手でマスク全体を覆い，息を強く出し空気が漏れていないかチェックする（ユーザーシールチェック）

■図2　ユーザーシールチェック

結核曝露

血液・体液曝露 (針刺し・切創, 皮膚粘膜曝露)

概要

- 職業感染の原因としては，特に，HBV (hepatitis B virus；B型肝炎ウイルス)，HCV (hepatitis C virus；C型肝炎ウイルス)，HIV (human immunodeficiency virus；ヒト免疫不全ウイルス) が問題となる．
- HBV, HCV, HIVをはじめとして，成人T細胞白血病 (adult T-cell leukemia：ATL)，プリオン，マラリア，レプトスピラ症，アルボウイルス感染症なども，職業的な血液曝露により感染する可能性があるとされ，総称して血液媒介病原体とよばれる．
- 針刺し・切創とは，医療従事者が業務中に，針刺し，器具による切創などにより患者の血液や体液などに曝露することをいう (表1).

■表1 エイズ拠点病院における血液・体液曝露に関する施設調査結果2011

100稼動病床数あたりの針刺し件数 (2010年度)	
大学病院	8.2件
大学病院以外	5.3件
HCV針刺し割合：平均値 (2010年度)	
大学病院	21.5件
大学病院以外	13.7件

(職業感染制御研究会：エイズ拠点病院における，血液・体液曝露に関する施設調査結果 2011より)

- 条件によっても針刺しによる感染のリスクは異なる．
    - **鋭利器材の種類**：中空針＞縫合針．

注意! 縫合針は，針の表面だけの汚染であるが，採血などに使用した針は，中空部分にも血液が付着しているためリスクが高くなる．

  - **傷の深さ・大きさ**：傷が深い＞浅い，太い針＞細い針．
  - **ディスポーザブル手袋着用の有無**：手袋を着用している場合，体内に入る血液は2分の1になるといわれている．
- 針刺しでの感染の確率は，体内に侵入した血液量 (正確にはウイルス量) に依存する (表2).

注意! 特にHBe抗原 (HBVの抗原) が陽性の場合は感染力が強くなる．

- 針刺し・切創だけでなく，皮膚・粘膜汚染による血液・体液などによる曝露を想定し，職業感染対策を実施する必要がある．
- HBs抗体が陽性の人は，仮にHBVが体内に入ってきても，ウイルスは排除され，肝炎を発症することはない．

概要

■表2　1回の針刺しで感染する確率

HBV	6〜30%
HCV	1.8%
HIV	0.3%

(CDC. Updated U. S. Public Health Service Guidelines for the Management of Occupational Exposures to HBV, HCV, and HIV and Recommendations for Postexposure Prophylaxis. MMWR 2001〈June29〉;50〈RR-11〉より)

- HCVに感染すると，約70%の人がC型肝炎ウイルスの持続感染者（HCVキャリア）となる．
- 針刺しに関しては，有効なワクチンがないため，十分に針刺し防止対策を実践することが重要となる．

感染対策

■対応手順

① 直ちに流水で針刺しまたは曝露部位の洗浄を行う．
- **粘膜，正常な皮膚，創傷のある皮膚**：流水・石けんで十分に洗浄する．
- **口腔**：大量の水でうがいをする．
- **眼**：生理食塩液で十分に洗浄する．

② 上司に報告する．

③ 産業医などの受診を受け，感染源，曝露者の双方の感染症検査のチェックを行い，結果がない・不適切な場合は，針刺し直後の採血を行い，その結果により必要な処置（表3）を行う．

④ 公務災害の手続きを行う．

■表3 曝露後の予防処置

	発生時の対応	曝露直後	その後
HBV	・速やかに，患者の安全を確保したうえで業務を中断し，十分な流水で洗い流す ・曝露血液の感染症（HBV，HCV，HIV）の有無を確認する ・産業医などを受診し，必要な予防処置を講じる	・曝露者の肝機能，HBs抗原，HBs抗体のベースライン検査を行う ・曝露後予防処置（表4）は可能であれば24時間以内に実施する	肝酵素，HBs抗原，HBs抗体の検査を行う
HCV		曝露者のHCV抗体およびGPT（ALT）のベースライン検査を行う ※ガンマグロブリン製剤やインターフェロンの投与は有効性がないので行わない	曝露者のHCV抗体およびGPT（ALT）のフォローアップ検査（1，6か月後） ※受傷後にHCV抗体検査の結果が陽性と判定され（感染成立），C型肝炎として治療を要する状態と判断された場合には，インターフェロンによる急性C型肝炎の治療は行われることがある
HIV		・曝露者のHIV抗体のベースライン検査を行う ・曝露後，抗HIV薬の予防内服を開始する 　・針刺し・切創後，1時間以内，遅くとも2時間以内に開始する	・感染予防に予防投与を4週間行う ・HIV抗体検査は曝露後少なくとも6か月間（6週間後，3か月後，6か月）は施行する ※ただし，HIVとHCVに同時感染している患者に曝露してHCVに感染した医療従事者には HIVの経過観察期間を12か月まで延長する
		\multicolumn{2}{l}{・施設内で抗HIV薬の予防内服の対応ができない場合は，エイズ拠点病院へ対応を依頼する ・その場合でも，初回の予防内服は時間的な制約があるため，施設内に準備することが望ましい ・HIVによる感染確率は低く，また抗HIV薬は副作用が多いため，長期安全も確立していない ・曝露状態から感染リスクを評価する 　・中空針で傷が深い場合や患者のHIVウイルス量が多い場合などには服用が勧められる 　・傷が浅くほとんど出血しない場合には積極的に勧める必要はない ・服用するかしないかの最終判断は，メリット・デメリットを考慮して曝露者本人に任せる}

156　6 職業感染対策

■表4 HBVの曝露後予防処置

曝露者[*1] \ 感染源[*2]		HBs抗原陽性	HBs抗原陰性	HBs抗原不明
HBs抗体基準値（CLIA法10mIU/mL）以上		予防処置は不要		
HBs抗体基準値未満	1コース終了者	HBIG[*3] 1回かつHBVワクチン1コース[*4]実施	予防処置は不要	感染源がハイリスクの場合は，HBs抗原陽性に準じる
	2コース終了者	HBIG 2回（1か月間隔）		
ワクチン未接種		HBIG 1回かつHBVワクチン1コース実施	HBVワクチン1コース実施	

[*1] 多くは医療従事者．針刺しで受傷した人など．
[*2] 多くは患者．針刺しなどが発生した場合に感染源になる可能性がある人．
[*3] HBIG：抗HBs人免疫グロブリン「日赤」1バイアル1,000単位/5mLを筋注．
[*4] HBVワクチン1コース：0，1，6か月後の計3回接種．

■感染防止対策

- 手指や衣服などの汚染を最小限にするために，汚染が考えられる部位を個人防護具で十分に保護する．
- 個人防護具を正しく着脱する．
- 眼球・結膜の保護は，眼鏡ではなく，ゴーグル，アイシールド，またはシールド付きマスク，フェイスシールドなどを着用する．
- 針刺し防止対策と針刺し防止のためのチェックポイントを表5，6に示す．

■表5 針刺し防止対策

- スタッフ教育の徹底
  - 針刺し・切創，皮膚・粘膜汚染による感染リスク
  - 針刺しが起こった場合の事後対応，報告
  - 安全装置付き器材などの使用手順，手技のトレーニング
- 安全装置付き器材の導入と使用の周知，導入後の評価
- 携帯用の鋭利器材廃棄容器の導入とベッドサイドへの持参の徹底
- 採血や処置を行いやすい作業環境を整備
- 血管内カテーテルの留置や採血，鋭利器材を使用する処置などに必要な明るさを確保
- 針刺し後のカンファレンスの実施と改善の対策
- 日常的に対策の実施状況をチェック

■表6　針刺し防止のためのチェックポイント15

針刺し防止の心得
- ☑チェックポイント1：すべての血液・体液は感染源になる
- ☑チェックポイント2：針を持ったまま，他の動作を行わない（同時操作回避の原則）
- ☑チェックポイント3：使用後の針は手渡ししない
- ☑チェックポイント4：あわてないで冷静に取り組む（ひと呼吸の原則）

安全な作業環境と準備
- ☑チェックポイント5：作業に適した明るさを確保する
- ☑チェックポイント6：ゆとりある作業スペースを確保する
- ☑チェックポイント7：採血や点滴業務が集中することを避ける
- ☑チェックポイント8：患者と共同作業者の協力を得る

安全器材の活用原則
- ☑チェックポイント9：安全器材を使用する
- ☑チェックポイント10：安全装置を正しく作動させる

安全な廃棄の原則
- ☑チェックポイント11：リキャップをしない
- ☑チェックポイント12：使用後の注射器は使用者がすぐにその場で廃棄する（使用者廃棄の原則）
- ☑チェックポイント13：耐貫通性のある専用廃棄容器を携行する
- ☑チェックポイント14：専用廃棄容器は満杯になる前に交換する

報告（曝露後の対応）
- ☑チェックポイント15：針刺し切創，血液・体液曝露事例は必ず報告する

（病院等における災害防止対策研修ハンドブック　針刺し切創防止版．地方公務員災害補償基金；2010．p 13より）

ウイルス曝露(麻疹, 風疹, 流行性耳下腺炎, 水痘, インフルエンザ)

概要

- 麻疹, 風疹, 流行性耳下腺炎, 水痘, およびインフルエンザなどの流行性ウイルス疾患は, 臨床的には, 医療関係者が発症することにより, 患者や同僚などへの感染源となることが大きな問題となる.
- 免疫を獲得することで感染発症を予防できる疾患に関しては, ワクチン接種は感染予防の観点から重要な課題である (表1).

■表1 麻疹, 風疹, 流行性耳下腺炎, 水痘ワクチン 勧告

- 医療関係者(実習の学生を含む)が発症すると, 重症化の可能性のみならず, 周りの患者や医療関係者への感染源となることから, 免疫を獲得したうえで勤務・実習を開始することを原則とする
- 当該疾患に未罹患で, ワクチンにより免疫を獲得する場合の接種回数はそれぞれ2回を原則とする
- ワクチン接種記録, 罹患記録は本人と医療機関の両方で保管する. 医療機関では, 当該医療関係者が少なくとも勤務・実習中は, 年数にかかわらず保管するものとする. 本人は, 医療関係者として勤務・実習中は, 年数にかかわらず保管するものとする
- 免疫が不十分であるにもかかわらず, ワクチン接種を受けることができない医療関係者については, 個人のプライバシーと感染発症予防に十分配慮し, 当該医療関係者が発症することがないよう勤務・実習体制を配慮する

(日本環境感染学会:院内感染対策としてのワクチンガイドラインより)

感染対策

■曝露時のワクチン接種・予防内服(表2)

■表2 免疫を保有しない, あるいは不十分である接触者の曝露時のワクチン接種や予防内服

	ワクチン接種	その他の予防処置
麻疹	・接触後72時間以内であればワクチンを接種 ・ワクチン接種をしても発症する可能性がある	・接触後3日をすでに過ぎており, 4日以上6日以内であれば, 免疫グロブリン製剤の注射により発症を予防できる可能性がある ・免疫グロブリン製剤の注射は, 不十分な有効性, 高いコスト, 就業制限の延長などのデメリットがあり推奨されない ・就業制限の目安:最初の曝露後5日〜最後の曝露後21日 ※免疫グロブリン製剤を投与した場合は4週までの間

■表2　免疫を保有しない，あるいは不十分である接触者の曝露時のワクチン接種や予防内服（つづき）

	ワクチン接種	予防内服
水痘	● 接触後72時間以内であればワクチンを接種 ● ワクチン接種をしても発症する可能性がある	● アシクロビル（抗ウイルス薬）を通常は曝露後7日目から7日間内服 ● 免疫グロブリン製剤の注射は，不十分な有効性，高いコスト，就業制限の延長などのデメリットがあり推奨されない ● 就業制限の目安：最初の曝露後10日～最後の曝露後21日
インフルエンザ	曝露後接種では発症阻止効果は期待できない	● インフルエンザが施設内で発生した際は，できるだけインフルエンザ初発患者の発症から12～24時間以内に同室の入院患者が接触頻度の多かった患者などに対し，オセルタミビルリン酸塩1回1カプセル/日かザナミビル水和物1日1回吸入による予防投与を行う ● 予防投与の期間は7～10日間 ● 予防投与の効果は70～80％程度 ● 同一部署の医療従事者の間でインフルエンザ発症が続く場合は，拡大阻止のために，その部署の未発症医療従事者への予防内服も検討する ● 投与量や投与期間などは，患者の場合と同様

> **ココがポイント！**
> - 生ワクチンは27日以上の間隔をあけて接種する．
> - 不活化ワクチンは，6日以上の間隔をあけて接種する．

■非緊急時のワクチン接種

- 医療施設内で医療従事者に実施するワクチンは、麻疹、風疹、流行性耳下腺炎、水痘の他、インフルエンザ、B型肝炎などのワクチンがある（表3）。ワクチン接種時期が重なってしまうことがないよう、年間のスケジュールを決定し実施する。
- 年齢や配属部署、地域での流行状況などを考慮し、適切なワクチン接種を実施する。
- 疾患流行時などの緊急対応を除き、原則として抗体価検査を実施し、判定基準（表4）に満たなかった医療従事者全員に該当ワクチンを接種することが望ましい。
- 陽性であっても、低い抗体価では発症を予防できない場合があるので、注意が必要である。
- ワクチン接種にあたっては、副反応の報告方法を明確にし、速やかに対応する。

■表3 ワクチンの種類

疾患名	ワクチンの種類
麻疹	生ワクチン
風疹	生ワクチン
流行性耳下腺炎	生ワクチン
水痘	生ワクチン
インフルエンザ	不活化ワクチン
B型肝炎	不活化ワクチン

■表4 検査方法と判断基準の目安（参考）

疾患名	基準を満たさない（陰性）	基準を満たさない（陰性ではない）	基準を満たす
麻疹	中和法で1:4未満あるいはPA法で1:16未満あるいはEIA法(IgG)で陰性	中和法で1:4あるいはPA法で1:16、1:32、1:64、1:128あるいはEIA法(IgG)で±および16.0未満の陽性	中和法で1:8以上あるいはPA法で1:256以上あるいはEIA法(IgG)で16.0以上
風疹	HI法で1:8未満あるいはEIA法(IgG)で陰性	HI法で1:8、1:16あるいはEIA法(IgG)で±および8.0未満の陽性	HI法で1:32以上あるいはEIA法(IgG)で8.0以上

■表4 検査方法と判断基準の目安（参考）つづき

疾患名	基準を満たさない（陰性）	基準を満たさない（陰性ではない）	基準を満たす
流行性耳下腺炎	EIA法（IgG）で陰性	EIA法（IgG）で±	EIA法（IgG）で陽性
水痘	IAHA法で1：2未満あるいはEIA法（IgG）で陰性あるいは水痘抗原非内テストで陰性	IAHA法で1：2，1：4あるいはEIA法（IgG）で±	IAHA法で1：8以上あるいはEIA法（IgG）で陽性あるいは水痘抗原非内テストで陽性

（日本環境感染学会：院内感染対策としてのワクチンガイドラインより）

■表5　B型肝炎ワクチン　勧告

- 医療機関では，患者や患者の血液・体液に接する可能性のある場合は，B型肝炎に対して感受性のあるすべての医療関係者に対してB型肝炎ワクチン接種を実施しなければならない
- ワクチンは0,1,6か月後の3回接種（1シリーズ）を行う
- 3回目の接種終了から1か月以上後にHBs抗体検査を行い，ワクチンの効果を評価する
- 1回のシリーズで抗体陽性とならなかった医療関係者に対しては，もう1シリーズのワクチン接種を考慮する
- ワクチン接種シリーズ後の抗体検査でHBs抗体陽性が確認された場合（10mIU/mL以上）は，現時点ではその後の抗体検査や追加のワクチン接種は必須ではない

（日本環境感染学会：院内感染対策としてのワクチンガイドラインより）

> **ココがポイント！** 血液・体液曝露リスクの高い医療従事者はHBVワクチンを接種し抗体を獲得しておく（表5）．

索 引

■あ
アクセスポート……………… 98
アシクロビル…………29,35,160
アジスロマイシン水和物… 18,40
アシネトバクター…………… 11
頭シラミ……………………… 21
アミカシン硫酸塩…………… 15
アラセナ-A®………………… 29
アルコール製剤………… 99,142
アンピシリン水和物………… 10
アンピシリンナトリウム・スル
　バクタムナトリウム配合… 12
アンビューバッグ®………… 83
イソニアジド………… 15,23
一次結核症…………………… 14
一元管理……………………… 76
イベルメクチン………… 29,43
イベント依存型滅菌性維持… 93
医療廃棄物…………………… 54
インサイズドレープ……… 142
院内感染型MRSA ………… 8
インフルエンザ… 22,27,30,61,159
インフルエンザウイルス…… 2
インフルエンザウイルス抗原迅
　速診断キット………… 22,30
インラインネブライザー… 111
ウイルス曝露……………… 159
ウインドウ・ピリオド……… 46
ウォーターレス法………… 140
ウォッシャーディスインフェク
　ター………………………… 70
エコー………………………… 90
エタンブトール塩酸塩… 15,23
エチレンオキシドガス滅菌… 74
エリスロシン®……………… 40

エリスロマイシン……… 18,40
エンドトキシン……………… 11
オイラックス®………… 29,43
黄色ブドウ球菌… 8,98,105,138
嘔吐…………………………… 25
オキサシリン………………… 8
オセルタミビルリン酸塩
　………………………27,30,160
汚染エリア…………………… 52

■か
疥癬………………… 20,29,43,64
咳嗽………………………… 23,27
化学的消毒法………………… 71
角化型疥癬……………… 20,43
核酸検査……………………… 23
喀痰検査………………… 28,38
過酸化水素ガスプラズマ滅菌
　……………………………… 74
加湿器……………………… 109
カテーテル………………… 119
カナマイシン硫酸塩………… 15
芽胞…………………………… 19
換気………………………… 144
環境消毒薬…………………… 72
環境整備………………… 47,50
完全埋込型カテーテル……… 97
感染経路……………………… 56
感染性胃腸炎………………… 62
感染性廃棄物………………… 54
感染防止対策……………… 157
乾燥防止策…………………… 71
器材処理……………………… 47
キヌプリスチン・ダルホプリス
　チン配合…………………… 10
偽膜性腸炎…………………… 41

急性胃腸炎	3
急性咳嗽	27
局所性帯状疱疹	35
空気感染	54
クオンティフェロン®TB	23,38
クベース	89
グラム陰性桿菌	11,12,17
グラム陽性球菌	12
クラリスロマイシン	18
クリティカル	69
グルタミン酸脱水素酵素	41
グルタラール	81
クロストリジウム・ディフィシル	19,23
クロストリジウム・ディフィシル感染症	19,26,41
クロストリジウム・ディフィシル腸炎	63
クロルヘキシジングルコン酸塩	99,142
ケアバンドル	147
経腸栄養	112
血液曝露	154
結核	23,28,59
結核菌	14
結核曝露	151
血管内留置カテーテル感染症	96,124
血流感染	124
下痢	25
検査ベッド	81
高圧蒸気滅菌	74
口腔ケア	112
喉頭鏡	83
高度無菌バリアプレコーション	101
抗微生物スペクトル	74
高レベル消毒	72

誤嚥	112
呼吸器衛生	47
個人防護具	46,49
コプリック斑	5
コリスチンメタンスルホン酸ナトリウム	11,12
コロナイゼーション	113

■さ

サーベイランス	124
細菌尿	115
最小阻止濃度	8
ザイボックス®	10
ザナミビル水和物	27,160
サルモネラ	25,26
酸素加湿器	83
三方活栓	98
次亜塩素酸ナトリウム液	50
紫外線照射	50
時間依存型滅菌性維持	93
ジスロマック®	40
市中感染型MRSA	9
市中感染肺炎	104
自動洗浄消毒装置	79
シナジス®	4
シナシッド®	10
重症熱性血小板減少症候群	24
手指衛生	46,48
手指消毒薬	142
手術時手洗い	140
手術部位感染	136,140
術後感染予防抗菌薬	144
術野外感染	137
症候性尿路感染	115
消毒	68
消毒薬	72
小児用玩具	53
職業感染対策	150
処置具	78

除毛	138	多剤耐性アシネトバクター	11,37
シリンジポンプ	88	多剤耐性菌	8,13,51
人工呼吸器	89,109	多剤耐性結核	15
人工呼吸器関連肺炎	104	多剤耐性緑膿菌	10,37,65
人工透析装置	90	ダプトマイシン	9
人工鼻	109	タミフル®	27
浸漬洗浄	70	単回使用器材	91
心電図モニター	88	チゲサイクリン	12
水痘	6,29,34,159	中空針	154
水痘-帯状疱疹ウイルス	6,7	中心静脈カテーテル	101
水疱	29,34,35	中心ラインカテーテル感染症	96
髄膜炎	12	中レベル消毒	72
スコープ	78	超音波洗浄	70
ストロメクトール®	29,43	超音波ネブライザー	89
スプリットセプタム型	98	腸球菌	9
スポルディング	68	超多剤耐性結核	15
清拭清掃	52	ツーステップ法	142
生体消毒薬	72	低レベル消毒	72
咳エチケット	47	透析カテーテル	97,103
接触感染	56	糖尿病	137
接触者健診	151	トキシン	41
切創	154	ドレーン管理	146
セフォタキシム	12	ドレッシング材	99
セフォタックス®	12	トンネル型中心静脈カテーテル	97
セフトリアキソン	12		
セミクリティカル	69	**な**	
セラチア菌	12	ナーシングホーム関連肺炎	105
遷延性咳嗽	27	内視鏡	78
洗浄	68	生ワクチン	160
創管理	146	二次結核症	14
送水ボトル	80	日常清掃	50
ゾビラックス®	29,35	ニューキノロン	9
た		尿道留置カテーテル	114,117
体液曝露	154	尿路感染	114,131
体温維持	146	熱水消毒	53
タイガシル®	12	ノロウイルス	3,62
帯状疱疹	7,29,35		
耐性結核	15		
大腸菌	105		

ノロウイルス胃腸炎	25,26,32
ノンクリティカル	69

■は

肺炎	31,104,128,130
肺炎桿菌	105
肺炎球菌	12
バイオハザードマーク	54
バイオフィルム	116
肺胞マクロファージ	14
曝露後の予防処置	156
播種性帯状疱疹	7,35
バッグバルブマスク	83
発熱	22
バラシクロビル塩酸塩	29,35
針刺し	154
パリビズマブ	4,24
パルスオキシメータ	88
バルトレックス®	29,35
バンコマイシン®	41,42
バンコマイシン塩酸塩	9,12,24,26,42
バンコマイシン耐性腸球菌	9,37
ビクシリン®	10
肥厚性幽門狭窄症	18,40
ヒゼンダニ	20,64
ビダラビン	29
ヒト免疫不全ウイルス	154
非トンネル型中心静脈カテーテル	97
皮膚粘膜曝露	154
飛沫感染	54
百日咳	17,28,40
病院感染肺炎	105
病原微生物	56
病室環境	50
標準予防策	46
日和見病原体	13
ピラジナミド	15,23

フィットテスト	58,151
風疹	159
不活化ワクチン	160
物理的消毒法	71
フラジール®	42
ブラシ法	142
フラッシュ滅菌法	144
噴霧消毒	50
ペニシリン耐性肺炎球菌	12
ペラミビル水和物	27,30
ヘルスケア関連肺炎	104
ヘルペス後神経痛	7
縫合針	154
放射線滅菌	75
包装材料	93
ポータブルX線	90
発疹	29
発疹性ウイルス感染症	5
ポビドンヨード	99,142

■ま

マイコプラズマ・ニューモニア	27,28
マイコプラズマ肺炎	27,28
マクロライド系抗菌薬	18
麻疹	5,29,33,60,159
末梢静脈カテーテル	96,99
慢性咳嗽	27
ミノサイクリン塩酸塩	9,28
ムピロシン	138
メカニカルバルブ型	98
メチシリン耐性黄色ブドウ球菌	8,36
滅菌	68
滅菌水	142
滅菌バッグ	76
滅菌物	93
滅菌方法	74
メトロニダゾール	23,26,41
免疫応答	138

免疫グロブリン製剤	160	HIV	154

や
ユーザーシールチェック	152
輸液セット	99
輸液ポンプ	88
ユナシン-S®	12
用手洗浄	70
予防抗菌薬	143
予防内服	159

ら
ラピアクタ®	27,30
リネゾリド	10
リネン管理	47
リネン類	52
リファンピシン	15,23
流行性耳下腺炎	159
緑膿菌	10,105
リレンザ®	27
ロセフィン®	12

わ
ワクチン接種	159

数字・欧文
10%クロタミトン	29,43
BSI	124
B型肝炎ウイルス	154
CAP	104
CAUTI	114
CD	19,23,26,63
CDI	19
CD感染症	25,26,41
C型肝炎ウイルス	154
EOガス滅菌	74
ERSM	93
GDH	41
HAP	105
HBV	154
HCAP	104
HCV	154
HEPAフィルタ	144
HME	109
IFN	38
IgG抗体	29,33,34
IgM抗体	29,33,34
IGRA	23,38
LCBI	125
MBI-LCBI	126
MDRA	11,37
MDRP	10,37
MDR-TB	15
ME機器	88
MIC	8
MPIPC	8
MRSA	8,36,138
N95マスク	151
NHAP	105
PRSP	12
QFT	23,38,151
RSV	4,24
RSウイルス	4,24
SFTS	24
SFTSV	24
SFTSウイルス	24
SpO_2モニター	88
SSI	136
SSIケアバンドル	147
SUD	91
TRSM	93
T-Spot	23,38,151
UTI	131
VAP	104
ventilator bundle	113
VRE	9,37
VZV	6,7
WD	70
XDR-TB	15

中山書店の出版物に関する情報は，小社サポートページを御覧ください．
http://www.nakayamashoten.co.jp/bookss/define/support/support.htr

感染対策ポケットナビ

2014年2月28日　初版第1刷発行Ⓒ

監　修　矢野邦夫（やのくにお）
発行者　平田　直
発行所　株式会社 中山書店
　　　　〒113-8666　東京都文京区白山1-25-14
　　　　電話　03-3813-1100（代表）
　　　　振替　00130-5-196565
http://www.nakayamashoten.co.jp/

DTP・印刷・製本　株式会社　公栄社

Published by Nakayama Shoten Co., Ltd. Printed in Japan
ISBN 978-4-521-73915-1

本書の複製権・上映権・譲渡権・公衆送信権（送信可能化権を含む）は株式会社中山書店が保有します．

JCOPY　〈(社) 出版者著作権管理機構委託出版物〉

本書の無断複写は著作権法上での例外を除き禁じられています．複写される場合は，そのつど事前に，(社) 出版者著作権管理機構（電話 03-3513-6969, FAX 03-3513-6979, e-mail:info@jcopy.or.jp）の許諾を得てください．

本書をスキャン・デジタルデータ化するなどの複製を無許諾で行う行為は，著作権法上での限られた例外（「私的使用のための複製」など）を除き著作権法違反となります．なお，大学・病院・企業などにおいて，内部的に業務上使用する目的で上記の行為を行うことは，私的使用には該当せず違法です．また私的使用のためであっても，代行業者等の第三者に依頼して使用する本人以外の者が上記の行為を行うことは違法です．